Video in Psychiatrie und Psychotherapie

Herausgegeben von
B. Kügelgen

W0232340

Mit Beiträgen von
B. Ahrens, C. Bonk, S. Büker, C. Cording, A. Ehret,
H. Ellgring, H.-J. Feix-Pielot, G. Gütt, D. Hellauer,
H. Kluge, G.-K. Köhler, H. Kolitzus, B. Kügelgen,
M. Linden, M. Miller, J. Ronge, H. Stefan, F. Tretter,
G. Wahl, S. Wilke, B. Wenzel

Mit 16 Abbildungen

Springer-Verlag Berlin Heidelberg New York
London Paris Tokyo Hong Kong

Dr. med. BERNHARD KÜGELGEN
Bezirksnervenkrankenhaus Bayreuth
Neurologische Klinik
Cottenbacher Straße 23
D-8580 Bayreuth

ISBN 3-540-51119-9 Springer-Verlag Berlin Heidelberg New York
ISBN 0-387-51119-9 Springer-Verlag New York Berlin Heidelberg

CIP-Titelaufnahme der Deutschen Bibliothek
Video in Psychiatrie und Psychotherapie/hrsg. von B. Kügelgen. Mit Beitr. von B.
Ahrens ... – Berlin; Heidelberg; New York; London; Paris; Tokyo: Springer, 1989
ISBN 3-540-51119-9 (Berlin ...) brosch.
ISBN 0-387-51119-9 (New York ...) brosch.
NE: Kügelgen, Bernhard [Hrsg.]; Ahrens, Bernd [Mitverf.]

Gesamtherstellung: Brühlsche Universitätsdruckerei, Gießen
2122/3130-543210 – Gedruckt auf säurefreiem Papier

Vorwort

In der vorliegenden Schrift werden die wichtigsten Vorträge der Jahrestagung des Internationalen Arbeitskreises für Audiovision in Psychiatrie und Psychotherapie wiedergegeben, die 1987 in Bayreuth stattfand. Mit dieser Jahrestagung beging der Arbeitskreis sein 10jähriges Bestehen. Dies veranlaßt zu Bilanz, aber auch zur Entfaltung neuer Aktivitäten und zum Ausblick.

Es ist überraschend, wie weit Video Eingang gefunden hat in alle möglichen Bereiche des Berufslebens und der Freizeit. Dies gilt auch für nahezu alle Bereiche der Medizin. Gerade im wichtigsten und ergiebigsten Bereich, der Psychiatrie und der Psychologie, sind aber nach wie vor Vorbehalte unverkennbar. Denn nirgendwo sonst sind die Nachteile und die Gefahren des Arbeitens mit Video so unmittelbar erlebbar wie hier.

Bei der Auswahl der Beiträge wurden Übersichtsreferate, Originalarbeiten und Erfahrungsberichte zu völlig verschiedenen Themen nebeneinandergestellt entsprechend dem Motto des Arbeitskreises, alle beteiligten Berufsgruppen zu Wort kommen zu lassen. Auch freimütige Unmutsäußerungen über ökonomische, personelle und technische Insuffizienz sind uns willkommen gewesen. Das Arbeiten mit Video wird nach wie vor von nicht Wenigen als Außenseitertätigkeit angesehen, angemessene Arbeitsbedingungen mit einer vernünftigen personellen und technischen Ausstattung sind nach wie vor Ausnahmen.

Für den an Video in Psychiatrie und Psychotherapie Interessierten findet sich wohl eine ungewöhnliche und andernorts nur schwer auffindbare Sammlung von interessanten Beiträgen.

Frau Legner vom Springer-Verlag sei wiederum herzlich gedankt für die vorzügliche Zusammenarbeit, Frau Lauterbach für die viele Schreibarbeit, der Kanoldt Arzneimittel GmbH für die großzügige Unterstützung des Buches.

Bayreuth   B. KÜGELGEN

Inhaltsverzeichnis

Übersichten

Technik

Psychiatrische Themen im öffentlich-rechtlichen Fernsehen

Video im Training der psychiatrischen Explorationstechnik

Video in der Öffentlichkeitsarbeit

Erfahrungsberichte

Mitarbeiterverzeichnis

AHRENS, B., Dr. med., Psychiatrische Klinik der Freien Universität Berlin, Eschenallee 3, 1000 Berlin 19

BONK, C., Dipl. Psychologe, Psychiatrische Klinik der Evang.- und Johanniter-Krankenanstalten Duisburg-Nord/Oberhausen gGmbH, Abteilung für klinische Psychologie, Steinbrinkstraße 96 a, 4200 Oberhausen 11

BÜKER, S., Videoassistentin, Psychiatrische Klinik der Evang.- und Johanniter-Krankenanstalten Duisburg-Nord/Oberhausen gGmbH, Steinbrinkstraße 96 a, 4200 Oberhausen 11

CORDING, C., Dr. med., Bezirkskrankenhaus Regensburg, Universitätsstraße 84, 8400 Regensburg

EHRET, A., Dipl. Psychologe, Psychiatrisches Landeskrankenhaus Weinsberg, 7102 Weinsberg

ELLGRING, H., Prof. Dr. rer. nat., Institut für Psychologie, FU Berlin, Habelschwerdter Allee 45, 1000 Berlin 33

FEIX-PIELOT, H.-J., Unterrichtspfleger, Bezirkskrankenhaus Regensburg, Universitätsstraße 84, 8400 Regensburg

GÜTT, G., Videotechniker, Freier Mitarbeiter des Nervenkrankenhauses Bayreuth, Cottenbacher Straße 23, 8580 Bayreuth

HELLAUER, D., Dr. phil., Klinische Psychologie, Zentralkrankenhaus Gauting, Innere Abteilung, 8035 Gauting

KLUGE, H., Dipl. Ing., Psychiatrische Klinik der Freien Universität Berlin, Eschenallee 3, 1000 Berlin 19

KÖHLER, G.-K., Prof. Dr. med., Psychiatrische Klinik der Evang.- und Johanniter-Krankenanstalten Duisburg-Nord/Oberhausen gGmbH, Steinbrinkstraße 96a, 4200 Oberhausen 11

KOLITZUS, H., Dr. med., Würmtalklinik Gräfelfing, Josef-Schöfer-Straße 3, 8032 Gräfelfing b. München

KÜGELGEN, B., Dr. med., Neurologische Klinik des Bezirksnervenkrankenhauses, Cottenbacher Straße 23, 8580 Bayreuth

LINDEN, M., Dr. med. Priv. Doz., Psychiatrische Klinik der Freien Universität Berlin, Eschenallee 3, 1000 Berlin 19

MILLER, M., Ärztin, St.-Laurentius-Stift, Hochstr. 20, 4355 Waltrup

RONGE, J., Dr. med., Krankenanstalten des Landkreises Ludwigsburg, Psychiatrische Abteilung, Königsallee 59, 7140 Ludwigsburg

STEFAN, H., Prof. Dr. med., Neurologische Universitätsklinik, Kopfklinikum, Schwabachanlage 6, 8520 Erlangen

TRETTER, F., Dr. med. Dr. phil., Bezirkskrankenhaus Haar, Neurologische Abteilung, 8013 Haar b. München

WAHL, G., Dr. med., Kornstraße 4, 7953 Reichenbach

WILKE, S., Dipl. Psychologin, Universitätsklinikum Charlottenburg, Abteilung für Psychosomatik und Psychotherapie, Spandauer Damm 130, 1000 Berlin 19

WENZEL, B., Klin. Psychologin, Zentralkrankenhaus Gauting, Innere Abteilung, 8035 Gauting

Übersichten

Bedeutung des IAAPP (1977–1987) für die Arbeit mit Video in Psychiatrie und Psychotherapie

G.-K. Köhler und M. Miller

Eine kritische Würdigung der Bedeutung des Internationalen Arbeitskreises Audiovision in Psychiatrie und Psychotherapie (IAAPP) für die Arbeit mit dem Video in der Psychiatrie und der Psychotherapie gibt Anlaß zu einem Rückblick auf ein Stück Geschichte psychiatrischer und psychotherapeutischer Forschung, praktischer therapeutischer Arbeit und der Weiterbildung und Lehre, soweit sie sich mit der Erschließung des neuen Mediums Video verbinden.

Ursprünge, Gründung und Phasen der Entwicklung des IAAPP sowie eine immer wieder notwendige Besinnung auf die sich wandelnden Aufgaben, Schwerpunkte und Ziele des Arbeitskreises sind ein psychiatriegeschichtliches Lehrstück. Sie zeigen, welche Motivation, Ermutigung und Anregung der Kreativität von einem Arbeitskreis ausgehen kann. Obwohl die Mitglieder aus verschiedenen in der Psychiatrie und Psychotherapie tätigen Berufsgruppen kommen, sind sie sich bei aller Verschiedenheit ihrer beruflichen Ausbildung und Interessen über die Faszination des Videos und seine Möglichkeiten und im Engagement einig und wollen ihre audiovisuellen Fähigkeiten und die von ihnen geschaffenen methodischen Möglichkeiten in den Dienst der Patienten stellen.

Blicken wir auf die Entstehung des zehn Jahre alten IAAPP zurück, dann ist bereits die Gründung dieses Arbeitskreises ein Beispiel dafür, wie die dem Medium Video immanenten kommunikativen Eigenschaften wirksam werden. Die Gründung zeugt auch von der Sensibilität der psychiatrisch-psychotherapeutisch „Video-Schaffenden" und der Erleichterung ihrer Arbeit durch das Video. Die Konstitution des IAAPP diente der Verdeutlichung der ernsthaften Arbeit mit dem Video und der Etablierung der wissenschaftlichen und praktischen Videoarbeit gegenüber Institutionen, Kostenträgern, berufspolitischen und wissenschaftlichen Fachgesellschaften. Der IAAPP verhalf dem Video zu Anerkennung und förderte seine Integration in viele andere, mit mehr oder weniger technischen Methoden verbundene psychiatrische, verhaltenstherapeutische oder tiefenpsychologisch-analytische Forschungsrichtungen. Rückblickend bedeutet die Gründung des IAAPP vor zehn Jahren eine entscheidende Entwicklungsphase in der Medientechnik. Das professionelle Fernsehen wurde damals für den semiprofessionellen Einsatz in Kliniken und medizinischen Instituten technisch handhabbar. Die Kosten des Videoeinsatzes gingen zurück. Damit war eine wichtige ökonomische Voraussetzung für den Aufbau von Videostudios gegeben. Die damals zur Verfügung stehenden Forschungsmittel reichten für die Einrichtung von Videostudios aus.

Zuerst waren es Ärzte für Nervenheilkunde, die den technischen Neuheiten gegenüber besonders aufgeschlossen waren und, wie z. B. Penin in der Universitäts-Nervenklinik Bonn, schon Anfang der 70er Jahre nach der professionellen Schwarz-Weiß-Ampex-Technik griffen, um epileptische Anfälle absolut synchron mit dem Elektroenzephalogramm im sychronen Doppelbild aufzuzeichnen [9, 15, 16]. Andere Forscher, wie Schneider aus Königsfelden, führten das Video in die Schlafforschung ein [19]. Diese Gruppe neuropsychiatrisch, psychopathologisch-phänomenologisch oder psychopharmakologisch arbeitender, verhaltenstherapeutisch orientierter sowie schwerpunktmäßig psychotherapeutisch tätiger Psychiater und Psychologen oder in der Rehabilitation engagierter Therapeuten fand sich am 12.11.1976, einer Anregung von Köhler, Lungershausen und Schneider folgend, in Günzburg/Donau zusammen, um einen „Arbeitskreis Audiovision in Psychiatrie und Psychotherapie" zu gründen, der der „persönlichen Bekanntschaft aller Ärzte, Psychologen und Techniker dienen sollte, die audiovisuellen Methoden, insbesondere Fernsehanlagen in der Behandlung, der Lehre und der Forschung in der Psychiatrie, Psychotherapie und Klinischen Psychologie einsetzen" [10]. Wie Köhler seinerzeit formulierte, sollte sich dieser Arbeitskreis eine „Bestandaufnahme der in psychiatrischen, psychotherapeutischen und klinisch-psychologischen Institutionen vorhandenen Fernsehanlagen zum Ziel setzen und der gegenseitigen Information über die technischen Möglichkeiten und die Nutzung audiovisueller Anlagen und Methoden in Therapie, Forschung und Lehre dienen." Die Voraussetzung zum Austausch klinikinterner Fernsehproduktionen sollte geschaffen werden. Es wurde der Aufbau einer bundesweiten Videothek angestrebt.

Diese ersten Gedanken gingen später in die Satzung des am 4.10.1977 in Berlin gegründeten „Internationalen Arbeitskreises Audiovision in Psychiatrie und Psychotherapie (IAAPP)" ein. Dieser in der Satzung festgelegten Zielsetzung fühlte sich der Arbeitskreis in den zehn Jahren seiner Tätigkeit stets verpflichtet. Dagegen gelang es bisher noch nicht, die mit dem Video arbeitenden Neurologen und Epileptologen als offizielle Mitglieder in den Arbeitskreis einzubeziehen und auch neurologische Zielsetzungen der Arbeit mit dem Video in die Satzung des Arbeitskreises aufzunehmen. In der Folge erwies sich aber die integrative und kommunikative Kraft des IAAPP in der kontinuierlichen Mitarbeit mit den für den Einsatz des Video in der Neurologie und Epileptologie besonders profilierten und progressiven neurologischen Kollegen, wobei Stefan und auch Köhler die Verbindung zur Epileptologie und zur Pionierarbeit von Penin auf diesem Gebiet garantierten. Eine internationale Kooperation erreichte der Arbeitskreis über die Mitgliedschaft und Mitarbeit einiger Kollegen aus der Schweiz und aus Belgien. Wertvolle Beiträge und Anregungen sowie internationale Anerkennung seiner Arbeit verdankt der IAAPP K. A. Achté, Helsinki [1, 6].

Die Kongreßbände der vorbereitenden Tagungen in Günzburg und Königsfelden (1976) und der Jahrestagungen in Berlin (1977), Gailingen (1978), Oberhausen (1979), Erlangen (1980), Berlin (1981), Gailingen (1982), Bern (1983), Aachen (1984), München (1985) und in Göttingen (1986) sind reich an kontinuierlichen Berichten aus der Praxis klinischer Arbeit mit dem Video in der Psychiatrie und Psychotherapie. Sie ermöglichen einen ausgezeichneten Überblick über die auf dem Gebiet des Videos in Psychiatrie und Psychotherapie, aber auch in der Epileptologie in Deutschland geleistete klinisch-praktische Arbeit und über die Entwicklung der Forschung auf diesem Gebiet.

Mit der Publikation der Tagungsberichte schuf der Arbeitskreis eine lebendige, aktuelle und umfassende Dokumentation der psychiatrischen Videoarbeit, die Rückgriffe auf Erfahrungen und Ideen der Mitglieder und der dem IAAPP angehörenden Referenten bzw. Autoren erlaubt, den Zugang zum wissenschaftlichen Schrifttum öffnet und damit die Videoarbeit in Psychiatrie und Psychotherapie als ein Spezialgebiet des wissenschaftlichen Fachschrifttums etablierte [2, 5, 7, 11, 12, 17, 20]. Aus den Berichten der Arbeitstagungen ist eine Schriftenreihe entstanden, deren Herausgabe als eine der bedeutendsten Leistungen des IAAPP auch in Zukunft fortgesetzt werden sollte. Die wechselseitige Information über den Einsatz audiovisueller Hilfsmittel in der Diagnostik, der Therapie, dem Unterricht oder der Forschung auf den Gebieten der Psychiatrie und Psychotherapie samt angrenzender Gebiete, wie es in der Satzung des IAAPP heißt, wird durch die umfangreichen Themen der publizierten Tagungsberichte erreicht, obwohl die Tagungen darüber hinaus vielfältige Begegnungen, Anregungen und einen direkten Gedanken- und Erfahrungsaustausch mit sich brachten. Es fand eine wechselseitige Information durch Besuche im Sinne der „Intervision" (Wolpert) statt. Gelegenheit zur „Intervision" als Möglichkeit der förderlichen Zusammenarbeit ergab sich auch aus den Besuchen in den Videostudios der in den zehn Jahren wechselnden Tagungsorte des IAAPP. Aus der Fülle der allgemeinen Fragen, zu deren Beantwortung der IAAPP in den zehn Jahren seines Bestehens beitrug, ist die kontinuierliche Information über die technische Entwicklung des Videos und über die Einrichtung von Videostudios zu erwähnen. Es fand eine fortwährende Unterrichtung über den sich rasch vollziehenden technischen Wechsel von semiprofessionellen Anlagen zu den für Amateure tauglichen Heimvideoanlagen, insbesondere im Hinblick auf die neu aufgekommenen Systeme (z. B. VHS, Betamax) und der dazugehörigen Kameras statt. Wesentliche Informationen betreffen auch den Einsatz computerisierter Untersuchungs- und Forschungsmethoden in Verbindung mit dem Video.

Große Bedeutung hatten in den ersten Jahren des damals noch neuen Videoeinsatzes in psychiatrischen Institutionen ethische und juristische Fragen, die bis hin zu den „Empfehlungen für das Anfertigen von Fernsehaufzeichnungen bei psychiatrischen Patienten

und für den Umgang mit diesen audiovisuellen Dokumenten"
reichten, die von Renfordt und Schwartz im Jahre 1978 ausgingen
und sich später vor allem in den Beiträgen von Kügelgen zu inzwischen allgemein anerkannten Richtlinien der Videoarbeit in der
Psychiatrie verdichteten [4, 13]. Vom IAAPP gingen Anregungen
für den Einsatz des Video in der sozialpsychiatrischen Öffentlichkeitsarbeit aus (z. B. Luderer, Köhler und Lungershausen) [10, 14],
die geholfen haben, mit audiovisuellen Mitteln Vorurteile gegenüber psychiatrischen Institutionen und Therapieformen abzubau-
en. Der IAAPP ist darüber hinaus ein sich wenn auch manchmal
kritisch auseinandersetzendes, insgesamt aber doch förderliches
Forum für die Entwicklung und Verbreitung videounterstützter
verhaltenstherapeutischer, rehabilitativer und psychotherapeutischer Methoden geworden (Flamm, Ellgring, Hartwich u. Lehm-
kuhl, Cording-Tömmel, Badura, u. a.). Der Arbeitskreis war ein
Auditorium oft für besonders progressive und bahnbrechende Arbeiten, die später außerhalb des IAAPP Anerkennung, Nachah-
mung und Weiterentwicklung gefunden haben. Als Beispiel möchten wir an dieser Stelle an die videounterstützten Trainingsprogramme für Patienten mit schizophrenen Basisstörungen erinnern
(Baier und Kirsten Köhler) [3]. Die wissenschaftliche Aktivität hat
der Arbeit des IAAPP über seine Bedeutung für seine Mitglieder
hinaus Anerkennung verschafft und Ergebnisse erbracht, die heute
fester Bestandteil der klinisch-diagnostischen und therapeutischen
Praxis in psychiatrischen, psychotherapeutischen und klinisch-
psychologischen Abteilungen sind.

Ohne Zweifel geht dieser Erfolg auch auf die glückliche Verbindung zwischen praxis- und wissenschaftsorientierter Arbeit des
IAAPP zurück. Vom Anfang an ist es das erklärte und durchge-
haltene Prinzip des IAAPP gewesen, alle „natürlichen oder juristischen Personen, die sich audiovisueller Verfahren in Diagnostik,
Therapie, Unterricht und Forschung bedienen", wie es in der Satzung des IAAPP ausdrücklich heißt, einzubeziehen. Diese Team-
arbeit aller, mit unterschiedlicher sachbezogener Kompetenz in
den Institutionen, aber auch im IAAPP zusammenwirkenden Berufsgruppen sollte als wesentliches Charakteristikum des IAAPP
erhalten bleiben, unterschied sich doch dieser Arbeitskreis schon
bei seiner Gründung von vielen anderen wissenschaftlichen Verei-

6

nen durch die teambezogene praktische und wissenschaftliche Arbeit in der Psychiatrie und Psychotherapie. Der Arbeitskreis hat mit der Einbeziehung dieser Berufsgruppen eine für andere wissenschaftliche Vereinigungen wegweisende Bedeutung gehabt, die heute auch von anderen Fachgesellschaften und Arbeitskreisen zunehmend erkannt wird.

Zehn Jahre nach der Gründung des IAAPP, in der Ära des Home-Videos und des Home-Computers, gelten neben den grundsätzlichen technischen Problemen, Setting- und Kostenfragen auch die juristischen und ethischen Probleme des Videoeinsatzes in der Psychiatrie und Psychotherapie als weitgehend gelöst.

Dem IAAPP stellen sich nun aber neue Aufgaben. So ist der zunehmenden Zahl nachfolgender und neuer Mitarbeiter die Arbeit mit dem Video in Psychiatrie und Psychotherapie zugänglich zu machen. Die Pioniere aus der Zeit des Schwarz-Weiß-Fernsehens der ersten Stunde, die erfahrenen „Video-Schaffenden", werden auf dem laufenden zu halten sein.

Der IAAPP wird ein wichtiges Auditorium für Feedbackbedürftige Methodenspezialisten vor allem der tiefenpsychologisch fundierten, analytischen und verhaltenstherapeutischen Psychotherapie bleiben müssen. Er ist ein wichtiges Forum für jene Autoren und Gruppierungen, die über die Lösung aktueller wissenschaftlicher Fragen hinaus eine sich über Jahre erstreckende, kontinuierliche wissenschaftliche Langzeitarbeit mit immer verfeinerten technischen Methoden, einer immer besser umschriebenen Praxeologie und mit dem Anspruch der Effizienzkontrolle leisten. Die Fortsetzung des Dialogs mit den aus anderen Bereichen der Psychiatrie und Psychotherapie kommenden Autoren und mit den Neurologen und Epileptologen, die sich mit dem Video im Hinblick auf ganz andere klinische und wissenschaftliche Fragestellungen befassen, ist bereichernd und wertvoll. Unverzichtbar sind weitere praktische Arbeiten der videounterstützenden Didaktik. Dies gilt heute insbesondere für die psychiatrisch-psychotherapeutische Supervision. Der Einsatz des Videos für dieses Ziel vereint Psychiater und Psychotherapeuten verschiedener Arbeitsrichtungen in einer Zeit, in der es ohnehin zwangsläufig zu einer Annäherung und Konvergenz der psychiatrischen Psychotherapie und Psychopharmakotherapie und der verhaltenstherapeutischen Psychotherapie vor allem mit der tiefenpsychologisch fundierten und analytisch-interaktionellen Psychotherapie kommt. Auch mit Hilfe des Videos wird psychiatrische Psychotherapie im Hinblick auf ihre verhaltenstherapeutischen und tiefenpsychologischen Anteile zu untersuchen und neu zu definieren, aber auch zu lehren sein. Entsprechend den traditionellen Zielen der Satzung des IAAPP stellen sich hier aktuelle Probleme in Forschung und Lehre, deren Bedeutung so hoch einzuschätzen ist, daß hier an die eigene Verwirklichung von Forschungsvorhaben zu denken ist, die sich der IAAPP in seiner Satzung einmal als Aufgabe stellte, aber in Form eines Forschungsprogramms bisher nicht verwirklicht hat. Sinnvolle und zumindest diskutable kostensparende und kostendämpfende Maßnahmen werden in Zukunft auch die psychiatrischen Kliniken betreffen. Dabei stellt sich dem IAAPP die Aufgabe, den sehr praktischen Einsatz des Videos, d. h. von Kameras, Monitoren und Recordern etwa im Sinne der von Ronge [18] entwickelten, schützenden und zugleich kostengünstigen Patientenbeobachtung in der Psychiatrie zu fördern, Vorurteile aus psychotherapeutischer und sozialpsychiatrischer Sicht auszuräumen und die besondere Bedeutung der videounterstützten Beobachtung für die zukünftige psychiatrische Krankenpflege in psychiatrischen Abteilungen, Spezialkliniken und Großkrankenhäusern speziell in der Öffentlichkeit allgemein bewußt zu machen. Hier handelt es sich um eminent wichtige und praktische Fragen der modernen, d. h. unter dem Druck ökonomischer Probleme arbeitenden Psychiatrie, für deren Lösung auf die Fachkompetenz des IAAPP zurückgegriffen werden sollte.

Zusammenfassend hat sich die Gründung des Internationalen Arbeitskreises für Audiovision in Psychiatrie und Psychotherapie (IAAPP) als eine notwendige und nützliche Initiative im Interesse des praktischen und wissenschaftlichen Einsatzes des Videos in Psychiatrie und Psychotherapie erwiesen. Die zehnjährige kontinuierliche Arbeit diente einer, vor allem an den Jahrestagungen, den Kongreßberichten und den Publikationen der Mitglieder des Arbeitskreises ablesbaren fruchtbaren und befriedigenden wechselseitigen Information über den Einsatz audiovisueller Hilfsmittel in Psychiatrie, Psychotherapie und angrenzenden Gebieten. Der Arbeitskreis förderte die Koordination und den Austausch von audiovisuellen Produktionen und die Verwirklichung von Forschungsvorhaben. Dem Grundsatz der Einbeziehung aller mit dem Video arbeitenden Berufsgruppen sollte der IAAPP auch in Zukunft treu bleiben. Technischer Fortschritt, wünschenswerte Kontinuität langfristiger audiovisueller Forschungsprogramme, die Erweiterung des Videoeinsatzes in Psychiatrie und Psychotherapie im Interesse einer verbesserten Supervision, neue und verfeinerte audiovisuelle Methoden, neue wissenschafts-konzeptuelle Tendenzen, z. B. die Kongruenz von Psychiatrie und Psychotherapie, die unveränderte Notwendigkeit des Einsatzes des Videos in der Didaktik und der zunehmende Kostendruck, unter dem sich die psychiatrische Krankenpflege heute vollzieht, stellen den Internationalen Arbeitskreis für Audiovision in Psychiatrie und Psychotherapie vor neue und schwierige Aufgaben. Der IAAPP ist aufgefordert, seinen in der Vergangenheit bestätigten Wert durch zukünftige Arbeit zu beweisen.

Literatur

1. Achté K, Visuri O (1982) Die Anwendung des Fernsehens in der Psychiatrie in Finnland. In: Kügelgen B (Hrsg) Video und Medizin. Perimed Fachbuch-Verlagsgesellschaft mbH, Erlangen
2. Aebi E, Hartwich P, Stille D (Hrsg) (1984) Video in Psychiatrie und Psychotherapie, 8. Jahrestagung. Selbstverlag Bern
3. Baier D, Köhler K (1982) Jacke wie Mantel – Video als Hilfsmittel im Training kreativer Tätigkeiten bei schizophrenen Patienten. In: Stille D, Hartwich P (Hrsg) Video in der Klinischen Arbeit von Psychiatern und Psychotherapeuten. Selbstverlag Berlin
4. Empfehlungen für das Anfertigen und den Gebrauch von Fernsehaufzeichnungen psychiatrischer Patienten. Internationaler Arbeitskreis Audiovision in Psychiatrie und Psychotherapie (1980) Nervenarzt 51:309–310
5. Hartwich P, Badura HO (Hrsg) (1985) Video in Psychiatrie und Psychotherapie, 9. Jahrestagung. Selbstverlag Bern
6. Heikki Majava et al. (1971) Use of television in psychiatry, Psychiatria Fennica, pp 367–372
7. Helmchen H, Renfordt E (Hrsg) (1978) Fernsehen in der Psychiatrie. Thieme, Stuttgart
8. Köhler G-K, Penin H (1970) Unter Grundlagen und Anwendungsbereiche von EEG-Grenzwertwarnung und synchroner Doppelbildaufzeichnung. EEG-EMG 2:102–106

9. Köhler G-K, Penin H (1972) Fernseh-Dreibild-Aufzeichnungen – eine neue Methode der EEG- und Epilepsieforschung. Medzin heute 4:24–25
10. Köhler G-K, Lungershausen E (1978) Möglichkeiten und Grenzen eines Patienten-Video-Magazins im Psychiatrischen Krankenhaus, In: Helmchen H, Renfordt E (Hrsg) Fernsehen in der Psychiatrie. Thieme, Stuttgart
11. Kolitzus H, Ellgring H (Hrsg) (1986) Video in Psychiatrie und Psychotherapie, 10. Jahrestagung. Selbstverlag Bern
12. Kügelgen B (Hrsg) (1982) Video und Medizin. Perimed Fachbuch-Verlagsgesellschaft mbH, Erlangen
13. Kügelgen B (1982) Rechtliche Probleme mit der Videotechnik in der Medizin, insbesondere der Psychiatrie. In: Kügelgen B (Hrsg) Video und Medizin. Perimed Fachbuch-Verlagsgesellschaft mbH, Erlangen
14. Luderer H-J, Vogel R (1982) Der Einfluß von Informationen auf Vorurteile gegenüber der Psychiatrie. In: Kügelgen B (Hrsg) Video und Medizin. Perimed Fachbuch-Verlagsgesellschaft mbH, Erlangen
15. Penin H (1968) Neuartige Diagnostik- und Forschungsanlagen in der Universitätsnervenklinik Bonn. Acta Medicotechnica 16:76–78
16. Penin H, Köhler G-K (1971) Audiovisuelle Methoden in Neurologie und Psychiatrie. Erfahrungen an der Bonner Nervenklinik mit hauseigenen Fernsehanlagen. Fortschritt der Neurologie und Psychiatrie 39:420–438
17. Ronge J (Hrsg) (1980) Audiovisuelle Methoden in der psychiatrischen und psychotherapeutischen Fort- und Weiterbildung. Reprographischer Fachbetrieb M. Haubner, Ludwigsburg
18. Ronge J (1982) Die elektronische Sitzwache. Eine Video-Überwachung mit Betten-Verlaß-Kontrolle bei psychisch Schwerkranken. In: Kügelgen B (Hrsg) Video und Medizin. Perimed Fachbuch-Verlagsgesellschaft mbH, Erlangen
19. Schneider D (1980) Infrarot-Videographie bei polygraphischen Nachtschlafuntersuchungen. Demonstration eines Pavor nocturnus bei einem Erwachsenen. In: Ronge J (Hrsg) Audiovisuelle Methoden in der psychiatrischen und psychotherapeutischen Fort- und Weiterbildung. Reprographischer Fachbetrieb M. Haubner, Ludwigsburg
20. Stille D, Hartwich P (Hrsg) (1982) Video in der klinischen Arbeit von Psychiatern und Psychotherapeuten. Selbstverlag Berlin

Der Wert des Videos in der Psychotherapie

H. Ellgring

Einführung

Nach Jahren einer stürmischen technischen Entwicklung des Videos erscheint es angebracht, dessen Wert in der Psychotherapie kritisch zusammenzufassen. Hat sich diese technische Entwicklung entsprechend in der psychotherapeutischen Anwendung niedergeschlagen? Gemessen an der allgegenwärtigen Diskussion über den Einfluß der Medien auf den einzelnen findet man rasch einen Widerspruch: Denn für die Therapie scheinen diese Einflüsse als gering eingeschätzt zu werden, wie auch die neuen technischen Möglichkeiten nur sehr eingeschränkt nutzbar gemacht worden sind. Daraus ergibt sich die Frage, was einer breiten Anwendung von Video in der Therapie entgegensteht oder umgekehrt, für welche Bereiche diese Anwendung zu fordern wäre.

Hierzu sollen zunächst die möglichen Ziele und Aufgaben dargestellt werden, die Video in der Therapie hat. Anschließend wird die jüngere Entwicklung und der augenblickliche Stand der empirischen Untersuchungen ab 1980 zur Wirksamkeit von Video in der Therapie zusammengefaßt. Daraus lassen sich Hinweise auf Indikationen und Kontraindikationen ableiten sowie Konsequenzen für weitere Entwicklungen zum Einsatz von Video in der Therapie.

Immerhin liegen aus der jüngeren Zeit eine Reihe von Publikationen und Zusammenfassungen vor (s. Beiträge in Helmchen u. Renfordt 1978; Kügelgen 1982; Dowrick u. Biggs 1983; Heilveil 1984; Mittenecker 1987), aus denen sich vielfältige theoretische und praktische Hinweise ergeben.

Ziele und Aufgaben des Videos in der Psychotherapie

Klinischer Videoeinsatz bezieht sich sowohl auf eine verhaltensorientierte Diagnostik als auch auf die Therapie und die Beratung (Abb. 1).

Dieser Beitrag konzentriert sich auf den Bereich der Therapie und Beratung und stellt die patientenzentrierte Anwendung in den Mittelpunkt. Die meisten der anderen Aspekte lassen sich allerdings auch auf therapeutenzentrierte Anwendungen übertragen.

Die Verfahren, die in den letzten Jahren eingesetzt wurden, haben sich von ihrer Grundstruktur wenig geändert (Ellgring 1982; Wallbott u. Ellgring 1983) und beruhen im wesentlichen auf den beiden Konzepten, nach denen man „aus Fehlern" und „am Erfolg" lernen kann (Abb. 2).

Das „klassische" Video-feedback ist immer noch eine der gebräuchlichsten Formen der Videorückmeldung, eingesetzt z. B. bei Anorexie (Meerman et al. 1986), Psychosen (Ronge 1979), in der Familientherapie (Breunlin u. Southgate 1978) bzw. Paartherapie (Padgett 1983; Fichten u. Wright 1983). „Klassisches" Videofeedback wird auch als Selbstkonfrontation bei Alkoholikern eingesetzt (Baker et al. 1975), um deren Therapiemotivation zu erhöhen.

Das Verfahren des „Interpersonal process recall" (Kagan 1975) wird eher bei weniger gestörten Paaren oder Kleingruppen verwendet, um anhand der Videoaufzeichnung Interaktionssequenzen wiederholt erleben und diskutieren zu können.

Im Modellernen werden all die Vorgehensweisen zusammengefaßt, bei denen ein Vorbild ein bestimmtes Zielverhalten zeigt. Hierzu gehören z. B. Informationsfilme für hirnverletzte Patienten oder für Kinder vor einer Operation (McMurray et al. 1985; Bradlyn et al. 1986). Anhand des gezeigten Modells sollen z. B. bestimmte Verhaltensweisen gelernt werden oder es soll eine bestehende Angst gemindert werden.

Beim „self modelling" wiederum wird ein Zielverhalten der Person durch Video-editing so zusammengestellt, daß nur noch die optimalen Teile enthalten sind. Die Person erlebt sich als eigenes positives Modell (Dowrick 1983). Hiermit läßt sich vor allem ein stark motivierender Effekt erreicht. Die Prinzipien, Anwendungs-

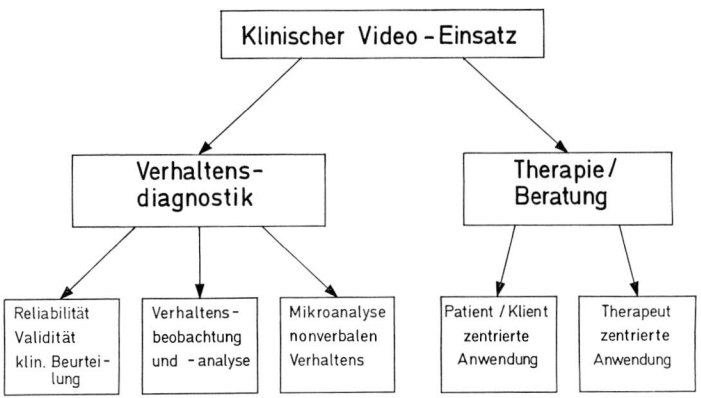

Abb. 1. Klinischer Videoeinsatz

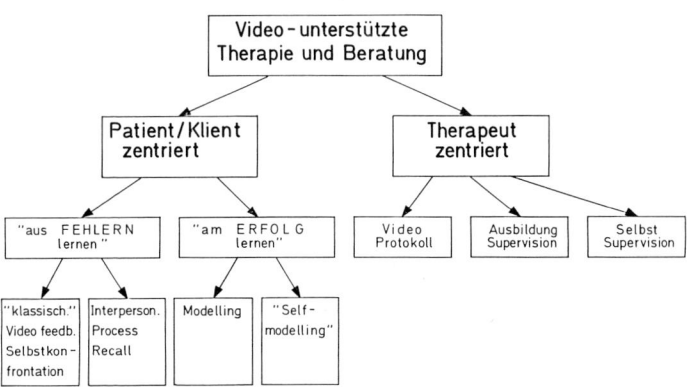

Abb. 2. Videounterstützte Therapie und Beratung

bereiche und Effekte dieser Verfahren sind in Tabelle 1 zusammengefaßt.

Anzumerken ist, daß hiermit die Verfahren keineswegs vollständig dargestellt sind. Insbesondere bei Heilveil (1984) werden vielfältige Vorgehensweisen geschildert, die auch den praktischen Einsatz von Video sehr ausführlich berücksichtigen. Allerdings, und darüber sollte die Vielfalt der Möglichkeiten nicht hinwegtäuschen, sind die Effekte dieser Verfahren häufig noch nicht hinreichend überprüft.

13

Tabelle 1. Videounterstützte Therapiemethoden im Überblick

Methode	„Klassisches" Video Feedback Selbst-Konfrontation	„Interpersonal Process Recall"	Modelling	Self-Modelling
Prinzip	Unmittelbares Feedback des eigenen Verhaltens zusammen mit Interpretation und Hinweisen des Therapeuten	Unmittelbares Feedback des eigenen Interaktionsverhaltens (der Klient wählt während der Beobachtung „kritische Momente" aus	Darbietung positiven Verhaltens von Modellen in natürlichen oder künstlichen Situationen	Darbietung positiven Verhaltens, das durch Video-Editieren aus d. Verhaltensrep. d. Klienten selektiert wurde
Anwendungsbereich	Individual-, Partner- und Gruppen-Therapie, Alkohol-Therapie, Sensitivity Training, Social Skills Training, Anorexia Nervosa, Adipositas	Partner-Therapie, Sensitivity Training, Training von Interaktionsverhalten	Therapien der Angst, Sexual-Therapie, Sensitivity Training, Rehabilitation	Verschiedne Bereiche der VT, Rehabilitation, Social Skills Training
Positive Effekte	*Wahrscheinlich*. In der Partner-Therapie Probleme hinsichtlich eines negativen Selbstbildes	*Gering*, da das Verfahren bisher meist bei „normalen" Klienten oder Gruppen angewandt wurde	*Gering*, da allgemein nur schwache Ich-Beteiligung gegeben ist	*Hoch*, da stark motivierend
Intensität des Eindrucks	Hoch	Hoch	Gering	Hoch
Technischer Aufwand	Gering	Gering	Hoch (wegen der Qualitätsanforderungen)	Hoch (zwei Video-Recorder und Editier-Ausrüstung)

Bisherige Entwicklung und jetziger Stand

Der Enthusiasmus, mit dem die Möglichkeiten des Video-Einsatzes gesehen wurde, ist inzwischen einer eher zurückhaltenden Betrachtung gewichen. Es wurde deutlich, daß Video eine zusätzliche Komponente in der Therapie darstellt, also andere Teile nicht ersetzen kann. Video kann z. B. nicht eine Therapiesitzung retten, in der der Therapeut nicht so recht weiter weiß. Video muß gezielt eingesetzt werden, d. h. der Therapeut muß ein klares Konzept darüber haben, was er mit dem Videoeinsatz erreichen will. Nur so ist er auch in der Lage, den erzielten Effekt zu überprüfen. Diese individuelle Prüfung des eigenen therapeutischen Vorgehens erscheint besonders auch deswegen notwendig, weil die bisherigen empirisch-experimentellen Untersuchungen nur selten eindeutige Bewertungen zulassen.

Motivierende Effekte. Einige der jüngeren Arbeiten weisen darauf hin, daß vor allem ein motivierender Effekt vom Videoeinsatz ausgeht: Jugendliche Delinquenten nehmen mehr an Gruppensitzungen teil (Mallery u. Navas 1982), Alkoholiker konnten stärker zur Teilnahme an einem Abstinenzprogramm motiviert werden (Craigie u. Ross 1980), hirnverletzte Patienten zeigten mehr Interesse an eigenen Problemen, wenn sie Diskussionen über andere Gruppenmitglieder verfolgen konnten (Alexy et al. 1983).

Auch bei Kindern steigt durch Video der Anreiz zu sozialen Verhaltensweisen bzw. zur Teilnahme an Gruppensitzungen (Ballard u. Crooks 1984; Mallery u. Navas 1982). Gold et al. (1976) berichteten über eine depressive hospitalisierte junge Frau, die durch die Videorückmeldung über ihren Umgang mit psychotischen Kindern sehr starke Verbesserungen ihres Verhaltens als Hilfstherapeutin zeigte.

Motivierende Effekte bedeuten, daß Anstöße gegeben werden, indem Video zu bestimmten Zeitpunkten als Intervention eingesetzt wurde. Dies sollte nicht zu häufig geschehen, da sonst dieser motivierende Effekt nachläßt.

Aktivierung. Eine besondere Möglichkeit, Patienten in die Therapie einzubeziehen, besteht darin, sie eigene Produktionen herstellen zu lassen. Die von Baier u. Köhler (1983) berichtete Produktion eines kurzen Sketches, wie sie von schizophrenen Patienten erarbeitet wurde, zielte beispielsweise darauf ab, kreative Fähigkeiten bei diesen Patienten zu trainieren. Auch soziale Fertigkeiten nahmen nach Denton (1982) bei denjenigen chronischen psychiatrischen Patienten stärker zu, für die eine eigene Videoproduktion Teil des Trainings war.

Zur Frage, inwieweit die aktivierenden Effekte über längere Zeit andauern, sind bisher keine gesicherten Angaben verfügbar. Letztlich ist aber für psychiatrische Patienten mit chronischen Erkrankungen auch solch eine Veränderung positiv zu werten, die sich lediglich auf die Zeit während der Teilnahme an einer Produktion beschränkt.

Training von Verhalten. Nach klinischer Erfahrung trägt eine Rückmeldung des eigenen Verhaltens dazu bei, daß erwünschte Verhaltensweisen rascher gelernt werden. Insbesondere durch „self-modelling" (Dowrick 1983) mit editiertem Videomaterial oder selektiv herausgegriffenen Passagen zur Rückmeldung wurden bei verschiedenen Störungen Verbesserungen nachgewiesen.

Bei gestörten „untersozialisierten" Heranwachsenden fanden Corder et al. (1981), daß bei Video-feedback in der Gruppe mehr feedback gegeben wurde und auch persönlichere Inhalte angesprochen wurden. Ähnlich zeigten die von Weber (1980) untersuchten hospitalisierten Borderline-Patienten weniger Feindseligkeit und mehr Gefühlsäußerungen. Video trug nach Stirtzinger u. Robson (1985) dazu bei, daß die Ziele einer Gruppentherapie deutlich gefördert wurden.

Im Elterntraining zeigten sich nach Webster-Stratton (1982) allerdings negative Selbsteinschätzungen der eigenen Kompetenz bei gleichzeitiger positiver Verhaltensänderung. Unklar ist, ob hierbei ein "attitudinal lag" (Alkire u. Brunse 1974) eine Rolle spielte, d. h. eine zeitliche Verzögerung der Einstellungsänderung gegenüber der Verhaltensänderung, oder ob sich die Eltern stärker in der Aufnahmesituation kontrollierten. Solch ein Einfluß auf das Verhalten fand sich bei schwarzen Müttern, die näher bei ihren Kindern waren, sofern ihnen die Videoaufnahme mitgeteilt wurde (Field u. Ignatoff 1981).

Bei anorektischen Patienten fanden Wilson et al. (1985) eine Verringerung des zwanghaften Eßverhaltens nach Videofeedback, während die Eßgeschwindigkeit unverändert blieb.

Beim Training in Rollenspielen (Selbstsicherheit, Problembewältigung etc.) wird in der Praxis sicher häufiger mit Videounterstützung gearbeitet, als es die Untersuchungen vermuten lassen. Eine Schwierigkeit besteht dabei darin, eindeutige Therapieeffekte nachzuweisen. Zeitliche Verzögerungen von Einstellungsänderungen gegenüber Verhaltensänderungen sind z. B. nur schwer zu erfassen. Ebenso läßt sich die Erleichterung für den Therapeuten, die das Video für seine Rückmeldung bietet, nur schwer quantifizieren. Eine Videorückmeldung allein wird allerdings kaum als therapeutische Maßnahme ausreichen.

Vermittlung von Einsicht. Vor allem die Selbstkonfrontation wird als Videoverfahren herangezogen, um Einsichten zu vermitteln bzw. um zur Korrektur eines verzerrten Selbstbildes beizutragen (Biggs et al. 1980). Nach den verschiedentlich beschriebenen Gefahren etwa im Rahmen der Familientherapie (Daitzman 1977) oder der Paartherapie (Gur u. Sackeim 1978; Fichten u. Wright 1983) ist dieses Vorgehen mit besonderer Vorsicht zu betrachten. Auch bei einem systematischen Vergleich zweier Video-Replay-Bedingungen in der Paartherapie fand Padgett (1983) lediglich einen Effekt, der auf die Therapeuten bzw. auf die Interaktion von Therapeut mit der Behandlungsmaßnahme zurückzuführen war.

Bei psychiatrischen Patienten ergab sich durch Rückmeldung aus einem Interview ein kurzfristiger Effekt in Richtung einer negativen Selbstbewertung (Griffith u. Gillingham 1978). Die von Napierski et al. (1987) bei Patientinnen mit Eßstörungen eingesetzte verzerrte Rückmeldung auf dem Monitor mit variablen Einstellmöglichkeiten erwies sich allerdings als ein Weg, um das Selbstbild, d. h. speziell das Körperschema dieser Patientinnen, zu verbessern.

Bei der Veränderung des Selbstbildes durch Videorückmeldung ist in besonderer Weise die Beziehung von Patient und Therapeut zu beachten. Die von Ronge (1979) beschriebene Konfrontation von Patienten mit ihrem psychotischen Zustand stellt z. B. zweifellos einen starken Auslöser dar, um sich mit diesem Zustand erneut auseinanderzusetzen. Nicht nur in solchen Fällen ist eine sorgfältige therapeutische Aufarbeitung unerläßlich.

Vermittlung von Wissen. Vergleichsweise unproblematisch ist die Vermittlung von Wissen durch Video. Hier umfassen die Anwendungen die psychologische Vorbereitung von Kindern für medizinische Behandlungen (McMurray et al. 1985; Bradlyn et al. 1986), die Unterweisung von Eltern im Elterntraining (Webster-Stratton 1981; O'Dell et al. 1982), Information über Logotherapie bei Alkoholikern (Crumbaugh 1983), Instruktion für Diabetes-Patienten bis zur Unterweisung von behinderten Kindern in sozialen Fertigkeiten (Browning et al. 1986).

Beim Vergleich mit anderen Informationsformen zeigten sich insgesamt keine eindeutige Effekte (s. auch Thelen et al. 1979). So hatten Kinder, denen unter Sedierung ein Herzkatheter gelegt werden sollte, nach Videoinstruktion nicht weniger Angst als solche, denen in der gleichen Zeit lediglich Aufmerksamkeit geschenkt wurde (Bradlyn et al. 1986). Anders war es bei Kindern, deren Angst vor der Zahnbehandlung nach Videoinformation deutlich sank (McMurray et al. 1985).

In diesem Bereich wird es besonders auf die Art der Information ankommen, wie sie vermittelt wird, aber auch auf den Gegenstandsbereich, auf den sich die Informationen beziehen.

Insgesamt überwiegt ein positiver Einfluß des Videos im Hinblick auf das Erreichen der in den Arbeiten verfolgten unterschiedlichen Ziele. Allerdings sind die bisher nachgewiesenen Effekte eher gering, und sie reichen keinesfalls aus, irgendein Videoverfahren isoliert einzusetzen.

In Abb. 3 sind noch einmal die verschiedenen Zielbereiche und die entsprechenden Methoden zusammengefaßt.

Hinzu kommen indirekte therapeutische Zielsetzungen wie Diagnostik, Dokumentation und Supervision.

Aus der vergleichsweise geringen Zahl systematischer Untersuchungen läßt sich allerdings nicht schließen, daß Video in der praktischen Therapie selten eingesetzt würde. Vielmehr ist zu vermuten, daß dies in der Praxis zu ganz verschiedenen Zeitpunkten geschieht, daß daher auch systematische Gruppenvergleiche erschwert sind. Die vielfach von Praktikern berichtete Verwendung

Ziele	Methoden					
	Rückmeldung		Präsentation von Modellverh.	Instruktion	Produktion	Videodoku—mentation
	Konfrontation	Self modelling				
Patient						
Motivierung	X	X	X			
Aktivierung (Prompting)					X	
Training Aufbau von Verhalten Abbau von Fehlern	X	X				
Vermittlung von Einsicht Veränderung des Selbstbildes	X					
Vermittlung von Wissen			X	X	X	
Therapeut						
Diagnostik						X
Evaluation						X
Supervision	X	X				

Abb. 3. Ziele und Methoden des Videoeinsatzes in der Verhaltens- und Psychotherapie

von Video in einzelnen Sitzungen weist auf solchen gezielten und ausgewählten Einsatz hin.

Was spricht für, was gegen den Einsatz von Video?

Kontraindikation. Als Kontraindikation für Videorückmeldung ist bisher immer noch ein negatives Selbstbild bei Patienten mit Depression oder mit depressiven Tendenzen anzusezten. Auch für eine Selbstkonfrontation bei gestörter Paarbeziehung lassen sich aus der Literatur keine positiven Argumente finden.

Problematisch für die Therapie erscheint ein Videoeinsatz, der über therapeutische Einfallslosigkeit hinweghelfen soll. Auch wenn die Kamera zur Steigerung der Therapeutenallmacht benutzt wird oder umgekehrt der Therapeut sich hinter der Kamera versteckt, sind eher negative Effekte zu erwarten.

Indikation. Immer dann jedoch, wenn eine Motivierung und Aktivierung der Patienten erreicht werden soll, ist Video ein wertvolles Hilfsmittel. Dieser Motivationsschub kann in der Rückmeldung des eigenen Verhaltens liegen, kann aber auch durch Modelle initiiert werden.

Auch in der Verbesserung des Selbstbildes etwa bei Patientinnen mit Eßstörungen liegt ein Ziel, das mit Hilfe von Video gefördert werden kann.

Realistischerweise muß man aber festhalten, daß es bisher keinen Problembereich gibt, bei dem die Unterlassung eines Videoeinsatzes als Mangel des Therapeuten zu betrachten wäre. Wohl aber kann Video in der Betonung von negativem Selbstbild oder negativem Verhalten ein gefährliches Instrument sein, das besondere Vorsicht verdient.

Was sind die künftigen Aufgaben?

Um in Zukunft den Einsatz von Video als Mittel in verschiedenen Therapieformen auf ein festeres Fundament zu stellen, sind zweifellos weitere systematische Untersuchungen notwendig. Betrachtet man allerdings die verfügbaren Publikationen, so müssen dafür noch Voraussetzungen geschaffen werden. Eine Voraussetzung bestünde darin, daß man sich über geeignete Effizienzkriterien verständigt, eine andere darin, daß günstige Bedingungen für den Videoeinsatz geschaffen werden.

Effizienzkriterien können die Zufriedenheit von Patienten und Therapeuten sein, Informationen über die Art von Einsicht, die vermittelt wurde oder auch beobachtbare Verhaltensänderungen. Es sollte aber nicht übersehen werden, daß sich solche Kriterien u. U. auf subtile Veränderungen beziehen, die sich nur schwer objektivieren lassen. Der kurzfristig motivierende Effekt einer Videogruppensitzung ist z. B. nur schwer festzuhalten, kann aber für den Fortgang der Therapie von erheblicher Bedeutung sein.

Fördernde Bedingungen für den Videoeinsatz sind etwa:

– *Vertrautheit mit der Technik/Medium:* Zahlreiche Videoanlagen werden nicht benutzt, weil aus technischer Unkenntnis heraus eine einzige schlechte Erfahrung gemacht wurde.
– *Vertrautheit mit dem Medium:* Sie erlaubt es, eine therapiespezifische Regie einzusetzen.
– *Beteiligung von Co-Therapeuten,* z. B. Einsatz von technischen Assistentinnen, Praktikanten
– *Beteiligung von Patienten:* Vor allem bei Gruppensitzungen oder Produktionen ist dies möglich.
– *Verkürzung des Zeitaufwandes,* z. B. durch Herausgreifen kurzer, wichtiger Szenen
– *Abrechnung des Aufwandes als eigene diagnostische Leistung.* Dies ist vor allem für niedergelassene Therapeuten von Bedeutung.
– *Definition von Kriterien* für geeignete Zeitpunkte von Rückmeldungen
– *Spezifizierung* dessen, was als *Rückmeldung* gegeben werden kann
– *Aufnahmen* sind so zu gestalten, daß sie *ohne Hilfe anderer Personen* möglich werden. Der Aufwand sollte nicht mehr als 1–2 Std. pro Woche betragen.
– *Klar strukturierte Aufgabenstellung und Zielvorgabe* vor dem Einsatz von Video. Dabei sollte man auch das „Drehbuch" für jede neue Videoaufnahme zumindest als Konzept vor Augen haben.

Ganz sicher lassen sich weitere fördernde Bedingungen denken, wobei ihre Realisierung, wie etwa die Definition von verschiedenen Kriterien, noch zusätzlicher Anstrengungen bedarf.

Zwar kann folgende Erfahrung nur indirekt ein Beleg für die Brauchbarkeit von Video in der Psychotherapie sein, doch sollte sie nicht gering geschätzt werden: Diejenigen Therapeuten, die Video benutzen, sehen darin eine wichtige Ergänzung ihres methodischen Repertoires und bedienen sich dieser Verfahren mit Erfolg für die Patienten, aber auch mit Gewinn für sich selbst. Die Reflexion des eigenen therapeutischen Handelns mit Hilfe von Video kann nicht hoch genug eingeschätzt werden.

Ausblick. Ist Video in der Therapie nur etwas für Enthusiasten? Nimmt es eine ähnliche Entwicklung wie das Biofeedback, das ebenfalls nach einem Beginn mit hochgesteckten Erwartungen nun als eine zwar sehr interessante, aber doch eher spezielle Methode gilt, die vor allem für das Labor geeignet ist? Oder ist Video nur das Salz in einer Suppe, die zwar mit dem Gewürz etwas besser schmeckt, aber auch nicht nahrhafter ist? Ganz deutlich sollte sein, daß Video zu bestimmten Zeitpunkten und Phasen in der Therapie verwendet werden sollte, bei möglichst klar vorgegebenen Problemen.

Die Erwartungen sollten sich nicht auf wundersame Veränderungen richten, sondern auf eher unmittelbare motivierende und aktivierende Effekte, die für den weiteren Therapieverlauf förderlich sind.

Literatur

Alexy WD, Foster M, Baker A (1983) Audio visual feedback: An exercise in self-awareness for the head injured patient. Cognitive Rehabilitation 1:8–10

Alkire AA, Brunse, AJ (1974) Impact and possible casualty from videotape feedback in marital therapy. Journal of Consulting and Clinical Psychology 42:203–210

Baier D, Köhler K (1983) Jacke wie Mantel – Video als Hilfsmittel im Training kreativer Fähigkeiten bei schizophrenen Patienten. In: Stille D, Hartwich P (Hrsg) Video in der klinischen Arbeit von Psychiatern und Psychotherapeuten. Berichte von der 6. und 7. Jahrestagung des IAAPP. Platane 19 e. V., Berlin, pp 1–13

Baker TB, Udin H, Vogler R (1975) The effects of videotaped modeling and self-confrontation on the drinking behavior of alcoholics. International Journal of the Addiction 10:779–793

Ballard KD, Crooks TJ (1984) Videotape modeling for preschool children with low levels of social interaction and low peer involvement in play. Journal of Abnormal Child Psychology 12:95–109

Biggs SJ, Rosen B, Summerfield AB (1980) Videofeedback and personal attribution in anorexic, depressed and normal viewers. British Journal of Medical Psychology 53:249–254

Bradlyn AS, Christoff K, Sikora T, O'Dell SL, Harris CV (1986) The effects of a videotape preparation package in reducing children's arousal and increasing cooperation during cardiac catheterization. Behaviour Research & Therapy 24:453–459

Breunlin DC, Southgate P (1978) An interactional approach to dysfunctional silencing in family therapy. Family Process 17:207–216

Browing Ph, White WA, Nave G, Barkin PZ (1986) Interactive video in the classroom: A field study. Education & Training of the Mentally Retarded 21:85–92

Corder BF et al. (1981) An experimental study of the effect of structured videotape feedback on adolescent group psychotherapy process. Journal of Youth & Adolescence 10:255–262

Craigie FC, Ross StM (1980) The use of a videotape pretherapy training program to encourage treatment-seeking among alcohol detoxification patients. Behavior Therapy 11:141–147

Crumbaugh JC (1983) Alcoholic recovery by videotape. International Forum for Logotherapy 6:47–49

Daitzmann RJ (1977) Methods of self-confrontation in family therapy. Journal of Marriage & Family Counseling 3:3–9

Denton PL (1982) Teaching interpersonal skills with videotape. Occupational Therapy in Mental Health 2:17–34

Dowrick PW (1983) Self-modelling. In: Dowrick PW, Biggs SJ (eds) Using video. Wiley, New York, pp 105–124

Dowrick PW, Biggs SJ (eds) (1983) Using video. Wiley, New York

Ellgring H (1982) Video-unterstützte Therapie und Supervision. Ein Überblick. In: Kügelgen B (Hrsg) Video und Medizin. Perimed-Verlag, Erlangen, S. 213–220

Fichten C, Wright J (1983) Videotape and verbal feedback in behavioral couple therapy: A review. Journal of Clinical Psychology 39:216–221

Field T, Ignatoff E (1981) Videotaping effects on the behaviors of low income mothers and their infants during floor-play interactions. Journal of Applied Developmental Psychology 2:227–235

Gold MS, Avery B, Ruhlman J (1976) Patients helping patients: A pilot study with videotape feedback. Child Care Quarterly 5:42–52

Griffiths RD, Gillingham P (1978) The influence of videotape feedback on the self-assessment of psychiatric patients. British Journal of Psychiatry 133:156–161

Gur RC, Sackeim HA (1978) Self-confrontation and psychotherapy: A reply to Sanborn, Pyke and Sanborn. Psychotherapy: Theory, Research & Practice 15:258–265

Heilveil I (1984) Video in der Psychotherapie. Urban & Schwarzenberg, München

Helmchen H, Renfordt E (Hrsg) (1978) Fernsehen in der Psychiatrie. Thieme, Stuttgart

Kagan N (1975) Influencing human interaction: Eleven years with IPR. The Canadian Counselor 9:74–97

Kügelgen B (Hrsg) (1982) Video und Medizin. Perimed-Verlag, Erlangen

Mallery B, Navas M (1982) Engagement of preadolescent boys in group therapy: Videotape as a tool. International Journal of Group Psychotherapy 32:453–467

McMurray NE, Lucas JO, Arbres-Duprey V, Wright FA (1985) The effect of mastery and coping models on dental stress in young children. Australian Journal of Psychology 37:65–70

Meermann R, Napierski C, Vandereycken W (1986) The body image in obesity: Description of a video distortion technique for measuring body image disturbances. Phototherapy 5:2–11

Mittenecker E (1987) Video in der Psychologie. Huber, Bern

Napierski C, Meermann R, Vandereycken W (1987) The influence of video-feedback in the therapy of obesity. Phototherapy 11:7–16

O'Dell SL, O'Quin JA, Alford BA, O'Briant AL, Bradlyn AS, Giebenhain JE (1982) Predicting the acquisition of parenting skills via four training models. Behavior Therapy 13:194–208

Padgett VR (1983) Videotape replay in marital therapy. Psychotherapy: Theory, Research & Practice 20:232–242

Ronge J (1979) Der Genesene und seine Psychose – Eine Gegenüberstellung mittels Audiovision. Psychiatria clinica 12:148–155

Stirtzinger R, Robson B (1985) Videodrama and the observing ego. Small Group Behavior 16:539–548

Thelen MH, Fry RA, Fehrenbach PA, Frautschi NM (1979) Therapeutic videotape and film modeling: A review. Psychological Bulletin 86:701–720

Wallbott H, Ellgring H (1983) Videoeinsatz in Diagnostik, Therapie und Forschung. Videografie 5:216–220

Weber LA (1980) The effect of videotape and playback on an in-patient adolescent group. International Journal of Group Psychotherapy 30:213–227

Webster-Stratton C (1981) Videotape modeling: A method of parent education. Journal of Clinical Child Psychology 10:93–98

Webster-Stratton C (1982) The long-term effects of a videotape modeling parent-training program: comparison of immediate and 1-year follow-up results. Behavior Therapy 13:702–714

Wilson AJ, Touyz SW, O'Connor M, Beumont PJ (1985) Correcting the eating disorder in anorexia nervosa. Journal of Psychiatric Research 19:449–451

Rechtlich-ethische Probleme mit Video

B. Kügelgen

Zusammenfassung

Für die Arbeit mit Video in der Medizin sind vielerlei rechtliche und ethische Fragen zu überprüfen. Die Grundlage bildet Artikel 5 des Grundgesetzes über die Meinungs- und Pressefreiheit sowie die Freiheit der Kunst und Wissenschaft. Abzuwägen sind besonders die Rechte des Patienten, geschützt in Artikel 2 des Grundgesetzes, aber auch die Rechte aller anderen, die abgebildet werden. Die wichtigsten Vorschriften sind die Regelung der Schweigepflicht und des Kunsturhebergesetzes, weniger bedeutsam ist die gröbere Regelung des Datenschutzes. Die elementare Grundlage jeder rechtlichen Prüfung ist der Verwendungszweck eines Videobandes. Weitgehend unstrittig ist das Vorgehen bei diagnostischen oder therapeutischen Videoaufnahmen. Erhebliche Probleme entstehen beim Einsatz des Videos in der Lehre und bei der Öffentlichkeitsarbeit, falls Patienten erkennbar sind. Über die rechtlichen Bestimmungen hinaus gebieten Fürsorgepflicht und Sorgfalt des betreuenden Arztes strenge Maßstäbe bei der Verwendung von Videoaufzeichnungen zu diesem Zweck. Niemals sind bei dieser Verwendung die Voraussetzungen „höheres Rechtsgut" gegenüber den Personenrechten des Patienten anzunehmen. Die sehr alten Bestimmungen des Kunsturhebergesetzes werden für den Gebrauch der Videotechnik zunehmend dahingehend interpretiert, daß nicht nur die nicht genehmigte Verbreitung, sondern auch die ungenehmigte Herstellung von Videoaufnahmen unzulässig ist (routinemäßiges Monitoring, versteckte Kameras, versteckte Mikrofone). Wegen der vielfältigen Gefahren und Risiken sind Videoanlagen, bei denen Patienteninformationen aufgezeichnet werden, unbedingt in Kliniken zu integrieren und auch in der Verantwortlichkeit ärztlichem Personal zuzuordnen. Die Potenz des Mediums Video ist vielen Nutzern, besonders aber den allermeisten Patienten, nicht präsent. Daher ist auf der einen Seite eine besonders umfangreiche Aufklärung und eine sehr sorgfältige Überwachung aller Arbeiten in einem Videostudio erforderlich, andererseits bedarf es eines kritischen distanzierten Urteils, was mit einer Videoanlage in einer Klinik gemacht werden darf und wo die Grenzen sind. Die Begeisterung für die Möglichkeiten des Mediums ist ein willkommener Motor, aber ein schlechter Ratgeber.

Einführung

So wie man kein Röntgengerät betreiben darf, ohne sich mit den physikalischen Grundlagen und den Sicherheitsvorschriften befaßt zu haben, so stellt die Lösung rechtlicher Probleme eine wichtige Voraussetzung dar, um die Videotechnik patientenbezogen in der Medizin einsetzen zu dürfen. Wenn von Patienten Videoaufnahmen angefertigt werden, so werden sowohl arzt- wie auch medienrechtliche Aspekte zu bedenken sein. Der bisweilen etwas unbedachte Umgang mit Patientenfotos, die in für jedermann zugänglichen Fachzeitschriften und Lehrbüchern abgebildet wurden, kann auf das Medium Video nicht übertragen werden. Wir haben uns in der Klinik seit 1976 bemüht, die rechtlichen Vorschriften mit den praktischen Erfordernissen in Einklang zu bringen und hieraus praktikable Richtlinien zu entwickeln. Es ist nämlich durchaus ein gesetzlicher Rahmen im Einsatz des Videos in der Medizin erkennbar.

Artikel 5 des Grundgesetzes regelt die Meinungs- und Pressefreiheit sowie die Freiheit der Kunst und der Wissenschaft. Unter (3) heißt es: „Kunst und Wissenschaft, Forschung und Lehre sind frei. Die Freiheit der Lehre entbindet nicht von der Treue zur Verfassung". Ein derartiges Grundrecht enthält als immanente Grenze nur andere Vorschriften des Grundgesetzes, hier besonders Artikel 2 des Grundgesetzes über die Freiheitsrechte, also die Willensfreiheit und das Selbstbestimmungsrecht. Zwischen den verschiedenen Grundrechten muß sorgfältig abgewogen werden, hier-

bei sind die Vorschriften der Schweigepflicht und des Kunstheber-
gesetzes hilfreich.

Verwendungszweck

Der vorgesehene Verwendungszweck bestimmt, inwieweit die
Schweigepflicht überhaupt ausgeweitet werden muß und wer über
die Erkrankung des Patienten erfahren soll. Es ist selbstverständlich, daß der Patient hierüber genau aufgeklärt werden muß.
Nachträgliche Änderungen des Verwendungszweckes bedürfen
der neuerlichen Aufklärung des Patienten, er muß wiederum sein
Einverständnis erklären. Gerade aus dem Verwendungszweck ist
ersichtlich, daß Parallelen zwischen Videobändern und Krankengeschichte oder vergleichbaren ärztlichen Aufzeichnungen über
Patienten nur sehr begrenzt gezogen werden können: Krankengeschichten sind notwendige Bestandteile einer geordneten Behandlung des Patienten ausgerichtet und sind deshalb obligat. Videobänder sind in den meisten Fällen zu Lehrzwecken erstellt, sie sollten nur die hierfür erforderlichen Informationen enthalten, Krankengeschichten sollten dagegen so umfangreich wie möglich sein
und umfassend über den Patienten, seine Biographie und alle
Krankheiten berichten. Parallelen bestehen insofern, als das
Videoband selbstverständlich auch der Schweigepflicht unterliegt,
weiterhin in der sorgfältig zu überwachenden Archivierung.

Auch bei der wissenschaftlichen Auswertung scheint eine analo-
ge Behandlung des Videobandes zur Krankengeschichte berechtigt
zu sein.

Wer darf eine solche wissenschaftliche Auswertung vornehmen?
Von den meisten Juristen – und dies entspricht auch der Praxis –
wird eingeräumt, daß der Patient damit rechnen muß, wenn er dies
nicht ausdrücklich ausschließt, daß die an einem Krankenhaus tätigen Ärzte über seine Erkrankung erfahren, wenn er dort ambu-
lant oder stationär behandelt wird. Dies ergibt sich schon aus den
gemeinsamen Besprechungen, Röntgenkonferenzen, Chefarztvisi-
ten etc. Dementsprechend ist auch die wissenschaftliche Auswertung der Krankengeschichte durch die der Klinik angehörenden
Ärzte üblich. Dies ist aber durchaus nicht unproblematisch. Es

kann daher durchaus zur Sorgfaltspflicht eines Arztes gehören, dafür zu sorgen, daß die Krankengeschichte seines Patienten nicht in das für jeden Arzt der Klinik zugängliche Archiv eingeordnet wird. Dies wird bei besonderen Krankheitsbildern, zumal aber bei exponierten Patienten erforderlich sein, an deren Erkrankung ein reges Interesse der Öffentlichkeit bis hin zur Neugier besteht und aus deren Bekanntwerden dem Patienten erhebliche Nachteile entstehen können. Die Praxis, daß jeder an einer Klinik tätige Arzt Zugang zum Archiv der Krankengeschichte hat, wird besonders zweifelhaft, wenn zwischen stationärer Behandlung eines Patienten und wissenschaftlicher Auswertung einige Jahre vergangen sind. In diesen Fällen überschaut der Patient gar nicht mehr die Vielzahl der Ärzte, die sich Zugang zu seiner Krankengeschichte verschaffen können.

Für den Umgang mit Videobändern läßt sich hieraus folgern: Einer wissenschaftlichen Auswertung durch an der Klinik tätige Ärzte ist so lange zuzustimmen, wie dies für Krankengeschichten üblich ist. Aber: Videobänder kann und darf man – wenigstens teilweise – löschen bzw. zusammenschneiden, Krankengeschichten dagegen müssen aufgehoben werden. Bei prominenten Patienten und bei Krankheiten, die aus irgendwelchen Gründen für Dritte „attraktiv" sein können, möchte ich davor warnen, die Videobänder einer wissenschaftlichen Auswertung durch andere als die den Patienten betreuenden oder die bei der Videoaufnahme beteiligten Ärzte zugänglich zu machen. Man sollte m. E. sogar in solchen Fällen prüfen, ob solche Bänder nicht besser wieder gelöscht werden. Auf keinen Fall kann aus der nicht unumstrittenen Praxis, Krankengeschichten der wissenschaftlichen Auswertung aller Ärzte der jeweiligen Klinik verfügbar zu machen, gefolgert werden, daß Videobänder zur Auswertung an andere Kliniken weitergegeben werden dürfen, „es sei denn, der Patient schließe dies ausdrücklich aus". Hier ist den Empfehlungen des Internationalen Arbeitskreises für Audiovision in Psychiatrie und Psychotherapie [7] nachdrücklich zu widersprechen. Die Weitergabe an Dritte, an den Patienten nicht behandelnde und nicht der Klinik angehörende Ärzte kann nicht alleine damit legitimiert werden, daß diese Ärzte entsprechend ihrem Berufsstand grundsätzlich der Schweigepflicht unterliegen. In jedem Fall hat der Patient über diese Verwendung aufgeklärt zu werden; wenn diese Auswertung erst nach der Entlassung vorgesehen wird, muß er angeschrieben werden, er muß sich damit einverstanden erklären. Wird ein Videoband zur Diagnostik oder zur Therapie eingesetzt, so wird man ähnlich wie bei sonstigen Maßnahmen in der Diagnostik oder Therapie verfahren können: Der Patient sollte über den Zweck und die Bedeutung der Videoaufnahmen aufgeklärt werden, er kann dennoch diese Aufnahme ablehnen. Sind Aufklärung und Einverständnis aufgrund des Zustandes des Patienten nicht möglich, so wird man bei diesen beiden Verwendungszwecken eine mutmaßliche Einwilligung des Patienten unterstellen dürfen. Voraussetzung hierfür jedoch ist, daß von dem Videoband tatsächlich ein diagnostischer oder therapeutischer Gewinn zu erwarten ist und daß die Bänder ausschließlich für diesen Zweck verwendet und danach gelöscht werden. Gerade bei einem solchen Vorgehen sind besonders strenge Maßstäbe an die Sorgfaltspflicht zu stellen.

Die Schweigepflicht

Der Arzt hat über das, was ihm in seiner Eigenschaft als Arzt anvertraut oder bekannt wird, zu schweigen. Gleiches gilt für Mitarbeiter und medizinische Hilfsberufe, sie sind in § 203 des Strafgesetzbuches aufgeführt. Eine Offenbarung eines der Schweigepflicht unterliegenden Geheimnisses ist möglich, wenn die Entbindung von der Schweigepflicht vorliegt oder die Offenbarung zum Schutze eines höheren Rechtsgutes erforderlich ist. Bei der Bedeutung, die einer Aufrechterhaltung der Schweigepflicht für eine geordnete ärztliche Tätigkeit zukommt, wird auch ein noch so gelungenes Videoband, das in der Lehre eingesetzt werden soll, nie den Anforderungen genügen können, die die Formulierung „zum Schutze eines höheren Rechtsgutes" meint. Für die Entbindung von der Schweigepflicht ist nicht die Geschäftsfähigkeit des Patienten erforderlich, sondern seine Willensfähigkeit, d. h. daß der Patient in der Lage ist, in groben Zügen den Umfang und die Bedeutung seiner Handlung zu erkennen und sinnvoll kritisch zu würdigen. Eine mußmaßliche Einwilligung zur Entbindung von der Schweigepflicht wird man von seiten des Patienten bei Videoaufnahmen zu Lehrzwecken nicht unterstellen können, auch nicht, wenn er sich offensichtlich der Aufnahme nicht widersetzt. Bei der Entbindung von der Schweigepflicht muß für den Patienten klar erkennbar sein, was wem offenbart werden soll. Eine quasi pauschale Entbindung von der Schweigepflicht ist unsinnig und wirkungslos. Dies gilt es beim Kommentieren von Videoaufnahmen zu beachten. Es erscheint selbstverständlich, daß mit der Entbindung von der Schweigepflicht nicht alle Daten, die dem Arzt bekannt geworden sind oder gar erst noch bekannt werden, offenbart werden dürfen. (Man kann also im Gespräch vor der Kamera nicht nur freundlich nach dem Wohlbefinden des Patienten fragen und im anschließenden Kommentar eine abgeklungene Manie als Diagnose mitteilen.) Die Schweigepflicht besteht auch nach dem Tode weiter, da es sich um ein höchst persönliches Recht handelt, kann die Entbindung nur von dem Geheimnisträger selbst vorgenommen werden, dies ist bei kleinen Kindern und auch bei Patienten, die an ihrer Krankheit versterben, zu beachten. Die Offenbarung von Drittgeheimnissen ist besonders problematisch (Verwandte bei Erbkrankheiten, Ehegatten, Dealer bei Drogenabhängigen). Solche Szenen sollten aus einem Videoband herausgeschnitten werden.

Von einer Ausweitung der Schweigepflicht auf Personen, die im § 203 StGB ausdrücklich erwähnt sind, zu unterscheiden ist die völlige Aufhebung der Schweigepflicht. Diese ist im Gesetz gar nicht vorgesehen. Es kann jedoch kein Zweifel darüber bestehen, daß de facto die Schweigepflicht aufgehoben wird, wenn in der Tagespresse oder in Illustrierten, aber auch in frei verfügbaren Lehrbüchern oder Fachzeitschriften oder auf großen Kongressen Fotografien oder Videobänder von Patienten gezeigt werden. Ein Hinweis etwa im Programm stellt einen leicht durchschaubaren Versuch dar, sich formal an Vorschriften zu halten, die de facto jedoch mißachtet werden. Neben der unüberschaubaren Zahl der potentiellen Informationsempfänger ist eine Kontrolle, ob die Teilnehmer überhaupt unter den § 203 StGB fallen, gar nicht mehr möglich.

Das Kunsturhebergesetz

§§ 22–24 KUG regeln das Recht am eigenen Bilde. Die Bedeutung dieser Vorschrift ist vielen unbekannt. Gemeint ist die ungenehmigte öffentliche Verbreitung des Bildnisses einer Person. Unter Verbreitung ist jede Weitergabe auch an einzelne Personen zu verstehen. Öffentlichkeit bedeutet hier schon eine Mehrheit von Personen, falls sie nicht durch persönliche Beziehungen untereinander oder zum Veranstalter verbunden sind. § 23 des Kunsturhebergesetzes schränkt den Schutzumfang des Rechts am eigenen Bilde dahingehend ein, daß die Verbreitung zulässig ist, wenn sie einem höheren Interesse der Kunst (oder der Wissenschaft) dient. Aber auch in diesen Fällen ist die Verbreitung dann unzulässig, wenn sie berechtigte Interessen des Abgebildeten oder, falls dieser verstorben ist, seiner Angehörigen verletzt. Grundsätzlich ist es möglich, auf die im KUG garantierten Rechte am eigenen Bild zu verzichten, d. h. es kann eingewilligt werden, daß die erstellten Bilder verbreitet und öffentlich zur Schau gestellt werden. Dies gilt besonders dann für erklärt, wenn der Abgebildete eine Entlohnung entgegengenommen hat. In manchen Fällen impliziert die Ausweitung oder Aufhebung der Schweigepflicht eine Zustimmung zur Verbreitung einer bildlichen Darstellung des Patienten. Dies ist aber durchaus nicht notwendigerweise der Fall.

Nach dem KUG ist nun aber die Frage, wann eine Fotografie *angefertigt* werden darf, nicht eindeutig geregelt. Erst die *Verbreitung* einer Abbildung ist Gegenstand des KUG. Diesem Problem kommt beim Arbeiten mit der Videotechnik größte Bedeutung zu.

Nordemann (1978) vertritt einmal die Meinung, daß grundsätzlich das *Anfertigen* von Fotografien gestattet sei: „Erlaubt ist zunächst einmal das Fotografieren. Erlaubt ist nur nicht, daß dann das Foto oder der Film an die Öffentlichkeit gebracht werden". Er schränkt jedoch folgendermaßen ein: „Auch soweit aus dem KUG ohne Einwilligung des Patienten die Herstellung von Filmen oder Bildern erlaubt ist, wird weiter zu überlegen sein, ob aus dem Vertrag, den der Arzt und der Patient miteinander geschlossen haben, als der Patient sich in die Obhut des Arztes begab, irgendwelche Schlüsse zu ziehen sind"... „Man wird deswegen aus der Art des Vertrages nicht folgern können, daß darin die Einwilligung des Patienten impliziert sei, auch noch nebenbei für Forschungs- und Lehrzwecke fotografiert zu werden. Es ist also doch davon auszugehen, daß in jedem Falle, auch dann, wenn es sich nur um einen Ausschnitt des Körpers des Patienten, der fotografiert oder gefilmt wird, oder um den Verlauf einer Operation handelt, die Einwilligung des Patienten stets erforderlich ist."

Ein weiterer Hinweis hierauf sei eine Ausführung des BGH in einem anderen Zusammenhang, daß es ein Grundprinzip des freien Selbstbestimmungsrechts eines jeden Patienten gebe. Daraus folge eigentlich schon, daß der Patient auch darüber zu bestimmen habe, ob er fotografiert werden dürfe oder nicht [5].

Es ist dem aber gegenüber zu stellen, daß zu den drei Aufgaben von Medizinischen Universitätskliniken neben der ärztlichen Versorgung von Patienten die medizinische Forschung und Lehre gehören und daß dies einem Patienten bekannt ist. Wie ein Patient einer Universitätsklinik bisher damit rechnen mußte, daß er um seine Zustimmung zu einer Vorstellung in einer Vorlesung gebeten wird oder daß Auszubildende in seiner Umgebung sind, so wird er in Zukunft auch damit rechnen müssen, daß er um sein Einverständnis zu einer Videoaufnahme gefragt, selbstverständlich nicht genötigt wird.

Merten (1977) folgt der Meinung, daß das KUG nicht vor der *unbefugten Aufnahme,* sondern nur vor der *unbefugten Verbreitung* der öffentlichen Schaustellung eines Bildes schützt [4]. Amelung und Tyrell (1980) halten der Ansicht, die Herstellung einer Fotografie sei zunächst einmal generell erlaubt, folgendes entgegen.

„Das KUG trägt dem elementaren Interesse der Menschen Rechnung, daß Fixierungen ihres Verhaltens nicht ohne ihre Kontrolle in die Gesellschaft gelangen, weil eine Handlung festgehalten sein kann, zu der sie sich später nicht gern bekennen." „...die Möglichkeit ungehinderter Selbstdarstellung ist also hier das Schutzobjekt"... „Die herrschende Auffassung schützt aber das Recht am eigenen Bild seit langem auch gegen das unbefugte Herstellen einer Fotografie. Dies ist sachlich sicherlich gerechtfertigt. Denn schon das Anfertigen einer Aufnahme bedroht die Selbstdarstellung." ... „Schon das Bewußtsein, daß eine unerwünschte Aufnahme existiert oder nur existieren könnte, schafft außerdem Unsicherheit, die u.U. die Unbefangenheit mit den Mitmenschen aufs schwerste beeinträchtigt." Die Autoren zitieren dann eine Entscheidung des OLG Hamburg über das Fotografieren von Polizisten, wonach das Herstellen einer Bildaufnahme ausdrücklich als rechtswidriger Angriff auf das Persönlichkeitsrecht von Zivilfahndern, die zur Beobachtung einer Demonstration eingesetzt waren, qualifiziert wird (OLG Hamburg, JR 1973, 70, zit. n. Amelung und Tyrell 1980). „Deshalb ist über § 22 KUG hinaus die Freiheit zur Selbstdarstellung als eigenständiger Schutzbereich des in Art. 1 I, 2 I GG gesicherten Persönlichkeitsrechts anzusehen, der generell gegen die Fixierung von personenbezogenen Informationen auf Bildträger, Tonträger und in Datenbanken geschützt ist. Dann steht fest, daß die Herstellung eines Bildes, das den Abgebildeten erkennen läßt, stets ein Eingriff in dieses Schutzgut darstellt, der einer Rechtfertigung bedarf" [1]. Diese Auffassung wird auch sonst wohl geteilt (Bundesminister der Justiz, 1978). Wenn auch in der Tat das KUG nur die *Verbreitung* von Bildern regelt, so überzeugen doch die o. a. Argumente. Zudem könnte zumindest der Fotograf dem Abgebildeten sein Foto (seine Videoaufzeichnung) vorhalten, ohne daß eine Verbreitung im Sinne des KUG stattgefunden hätte, wie Amelung und Tyrell richtig bemerken.

Es ist naheliegend, analog der Freiheit zur Selbstdarstellung als eigenständigem Schutzbereich eines jeden Bürgers auch ein Recht des Patienten auf die ungehinderte Darstellung seiner Beschwerden und Krankheiten zu fordern, ohne daß er damit rechnen muß, daß diese Darstellungen durch Fotografie, Videokamera oder auch nur auf Tonband festgehalten werden. Gerade die Verwendung von *versteckten Kameras und Mikrofonen* macht deutlich, daß es eine erhebliche Beeinträchtigung der ärztlichen Tätigkeit bedeuten würde, wenn generell das Erstellen von Bildern und Aufzeichnungen erlaubt wäre und jeder Patient damit rechnen müßte, unbemerkt aufgenommen zu werden, selbst wenn vorgesehen wäre, dem Patienten vor einer weiteren Verwendung der Aufzeichnungen um sein Einverständnis zu fragen. Ob in unserem Aufnahmestudio Kameras und Mikrofone versteckt werden, fragen bemerkenswerterweise nicht nur mit Video arbeitende Ärzte und Psychologen, sondern häufiger noch Gäste bei Führungen und Vorstellungen. Wir sehen uns insofern bestätigt, als wir von Anfang an gegen Einwegespiegel oder Beobachtungsschächte plädiert haben, da so der Anschein erweckt wird, innerhalb eines psychiatrischen Krankenhauses wären zumindest die technischen Einrichtungen vorhanden, um Patienten ohne deren Wissen beobachten und Gespräche aufnehmen zu können. Ein Patient sollte nie grundsätzlich damit zu rechnen haben, daß von ihm ohne sein Wissen Aufnahmen angefertigt werden! Nicht nur die ungehinderte Selbstdarstellung des Patienten bei Arzt und medizinischem Hilfspersonal gilt es zu schützen, sondern auch das Bewußtsein, sich als Kranker ohne Scham an eine Institution wenden zu dürfen, in der die Symptome der Krankheit ohne Wertung und mit Sachverstand behandelt werden, statt auf Datenträgern zu anderen Zwecken als der Heilung festgehalten zu werden. Hinzu kommt, daß alle Untersucher bestätigen, daß der Einfluß der Studiosituation allenfalls die ersten Minuten einer Exploration beeinträchtigt und dies deutlich weniger als etwa eine Vorstellung in einem Hörsaal, was auch unseren eigenen Erfahrungen entspricht. Die Problematik des Kunsturhebergesetzes beruht darauf, daß es auf die Erfordernisse der Fotografie abgestellt ist und weit vor Einführung der Videotechnik geschaffen wurde (1907!). Bei Fotografie oder Film ist die Verbreitung eines Bildnisses erst nach Abschluß der chemischen Prozedur möglich. Bei der Videotechnik wird häufig noch „*Erstellen eines Bildnisses*" mit Videomonitoring gleichgesetzt und dabei verkannt, daß bereits bei der *Aufnahme durch eine Videokamera* ein *Bildnis erstellt wird,* das in elektronischen Signalen innerhalb der Kamera für Bruchteile einer Sekunde meßbar ist, das über Kabel weitergeleitet und sogar gesendet werden kann. Bereits hiermit sind die Voraussetzungen zur *Verbreitung eines Bildnisses* gegeben. Dies kann sogar in einer riesigen Zahl geschehen, wie Satellitensendungen erkennen lassen. Der Unterschied zur Speicherung auf einen Videorecorder ist darin zu sehen, daß es sich hier um die Anfertigung eines flüchtigen Bildes handelt, daß eben nicht wiederholt gesendet werden kann und nicht reproduzierbar ist. Der entscheidende Faktor, die *Verbreitung,* ist jedoch zweifelsfrei möglich. Auch die von George Orwell (1948) skizzierten Möglichkeiten des Videos fußten auf dem *Monitoring* und nicht etwa auf dem Mißbrauch von Video*aufzeichnungen.*

34

Die ungezügelte Verwendung von Videokameras zum Monitoring („Überwachungsfernsehen") ist schon weit verbreitet: Einfahrten, Verkehrsampeln, Eingänge, Banken, Kaufhäuser, Flughäfen etc. Das Vorgehen wird gerechtfertigt mit dem Hinweis, daß gar kein Bildnis erstellt werden soll. Meines Erachtens nach erfolgt die zunehmende Kritik an diesem Monitoring zu Recht. In jedem Falle ist eine Vergrößerung des beobachtenden Personenkreises möglich, ohne daß der Beobachtete dies weiß. Auch hierin kann eine erhebliche Verunsicherung begründet sein. Es muß also zumindest erkennbar sein, wenn mit einer Videokamera beobachtet wird. Die Unbefangenheit im Verhalten im Sinne von Artikel 2 des Grundgesetzes erscheint dem Gesetzgeber schützenswert, dies ist dann selbstverständlich auch für den medizinischen Bereich zu fordern. (Man braucht sich nur vor Augen zu halten, wie man selbst reagieren würde, wenn die Kamera im OP oder im Untersuchungszimmer jederzeit eingeschaltet werden könnte, ohne daß dies zu erkennen wäre.)

Von allen Autoren wird immer wieder betont, daß gerade die Regelungen des KUG ein sorgfältiges Abwägen erfordern. Auch Nordemann [5] stellt heraus, daß es einer Güter- und Interessenabwägung zwischen medizinischer Lehre und Selbstbestimmungsrecht des Patienten bedarf. Dementsprechend meine ich, daß man dem Patienten nicht das Recht zubilligen kann, sein Einverständnis zur Fotografie einer Magenoperation oder einer Röntgenuntersuchung seiner Unterschenkelfraktur zu verweigern, wenn hieran ein berechtigtes Interesse der medizinischen Forschung oder Lehre bestehen sollte. Dann wäre der Art. 5 GG zur Garantierung der Freiheit der Wissenschaft wirklich überflüssig. Solange der Patient nicht zu identifizieren ist, braucht er bei nachweislichem Interesse von Forschung und Lehre an einer Abbildung nicht aufgeklärt und auch nicht um sein Einverständnis gefragt werden.

Die im § 23 Abs. 1 (4) angegebenen Voraussetzungen müssen also erfüllt sein, daß nämlich die Verbreitung oder Schaustellung einem höheren Interesse der Kunst (oder der Wissenschaft) dient. Ist der Patient nicht zu erkennen, kann dann nicht § 23 Abs. 2 zum Tragen kommen, nämlich daß hierdurch berechtigte Interessen des Abgebildeten oder – falls dieser verstorben ist – seiner Angehörigen verletzt werden.

Im Schrifttum wird der Begriff *Identifizierbarkeit* als hinlänglich klar und eindeutig verwendet. Bei näherer Betrachtung erweist sich dies aber als durchaus nicht unproblematisch. Im allgemeinen bedeutet „identifizierbar" die Darstellung der Gesichtszüge. Es ist aber durchaus möglich, auch ohne die Abbildung eines Gesichtes einen Menschen sicher zu identifizieren. Die häufig verwendeten Balken über den Augen bei Fotografien oder auch ein Streifen beim Film sind nicht immer gleichzusetzen mit „nicht identifizierbar". Sogar aus einer Beschreibung in einem Lehrbuch kann ein Patient wiedererkannt werden.

Ähnlich verhält es sich bei Tonbandaufnahmen: Ein Patient ist nicht alleine deshalb nicht zu identifizieren, weil er nicht abgebildet ist. Es wird eine Menge Leute geben, die die Stimme eines Menschen wiedererkennen können, den sie kennen, einige von ihnen selbst dann noch, wenn die Aufnahme technisch verfälscht wird. Bei Film- und Videoaufnahmen kann der Patient sogar auch noch aus seinen Bewegungen erkannt werden, selbst wenn sein Gesicht nicht zu sehen ist oder nicht erkennbar sein sollte (eingeblendeter Streifen).

Es ist daher immer zu bedenken, daß „nicht identifizierbar" zu relativieren ist. Den nächsten Angehörigen des Patienten dürften derart wesentliche biographische Ereignisse wie Krankheiten, die eines längeren Klinikaufenthaltes bedürfen, bekannt sein, nicht aber der mehr oder weniger großen Gruppe von Leuten, die den Patienten zwar kennen, nicht aber von seiner Krankheit wissen. Gerade diese Gruppe wird einen schlecht getarnten Patienten wiedererkennen und mit den Informationen über seine Krankheit in Verbindung bringen. Bei allen anderen, die den Patienten nicht kennen, ist eine Tarnung des Patienten nur deshalb sinnvoll, da sie ihn noch kennenlernen und sich seiner erinnern könnten. Ansonsten könnten sie die Informationen über die Krankheit gar keiner ihnen bekannten und damit bestimmten Person zuordnen.

Es wird wohl deutlich, daß durch die Schweigepflicht auch die Regelungen des Kunsturhebergesetzes tangiert werden. Die in der Presse üblichen Methoden der Tarnung müssen bei der Anwendung der Videotechnik in der Medizin überprüft und gegebenenfalls erweitert werden und können nicht einfach übernommen werden. Die Unzulänglichkeit einer Tarnung halte man sich besonders bei Prominenten, aber auch bei der Mitteilung besonders vertraulicher Informationen, die auch den nächsten Angehörigen nicht bekannt sind, immer vor Augen.

Kehren wir zurück zu der Frage, ob Videoaufnahmen von Patienten *ohne deren Einverständnis* angefertigt werden dürfen. Die Aussagen des Kunsturhebergesetzes hierzu sind oben dargelegt und erörtert worden. Nochmals sei aber darauf hingewiesen, daß gerade diese Regelungen ein sorgfältiges Abwägen zwischen den Interessen der medizinischen Lehre und dem Selbstbestimmungsrecht des Patienten erfordern.

Viel zu wenig bedacht nach meiner Erfahrung wird, daß das Kunsturhebergesetz selbstverständlich auch Ärzte, Psychologen, Krankengymnasten und Schwestern schützt, die auf Videoaufnahmen ebenfalls abgebildet sind.

Problematisch sind Aufnahmen im Rahmen der *Notfallmedizin*. Diagnostik und Therapie gerade dieser Krankheitsbilder sind von größter Bedeutung, aber ihrem Wesen nach schwierig. Solche Patienten sind gelegentlich ohne ihre Zustimmung in Vorlesungen vorgestellt worden, häufig bei Veranstaltungen auf der Station (klinische Visiten, Untersuchungskurse). Dieses Vorgehen ist aber in jedem Falle rechtlich bedenklich. Von diesen Patienten eine Videoaufnahme zu erstellen, wenn dies aufgrund der überragenden Bedeutung des Krankheitsbildes für die ärztliche Ausbildung zu rechtfertigen ist, halte ich bei allen Bedenken doch für statthaft, insbesondere wenn dies durch die behandelnden Ärzte geschieht. Diese Videoaufnahme muß natürlich unter Verschluß gehalten werden, bis der Patient genesen ist und dann rechtswirksam sein Einverständnis erklären kann. Verweigert er dies, so ist das Band zu löschen. Wenn der Patient sich an die Aufnahme nicht erinnern kann, ist sie ihm zumindest genau zu beschreiben, am besten vorzuführen. Die Videoaufnahme stellt aber gegenüber der ungenehmigten persönlichen Vorstellung des Patienten sicherlich den geringeren Eingriff in die Persönlichkeitsrechte dar. Dennoch: Dieses Vorgehen muß eine Ausnahme darstellen und läßt sich nur durch die herausragende Bedeutung einiger Krankheitsbilder der Notfallmedizin rechtfertigen.

Auf dem Boden der bisher dargestellten rechtlichen Erwägung haben wir in unserer Klinik für das Arbeiten mit Video die folgenden Verhaltensempfehlungen zusammengestellt.

Einverständnis, Aufklärung

Es sollte beim Arbeiten mit Video in Kliniken der Grundsatz gelten, daß jeder Patient mit einer Videoaufnahme, die von ihm erstellt wird, vorher einverstanden sein muß. Voraussetzung für eine rechtswirksame Einverständniserklärung ist unter anderem, daß der Patient ausreichend und in für ihn verständlicher Form aufgeklärt worden ist. Bei uns hat es sich bewährt, den Kranken zuerst einmal eine Patienteninformation zu geben, die sie vor einer Aufnahme zunächst einmal lesen sollen (Abb. 1). Dies hat dann durch ein persönliches Gespräch ergänzt zu werden, in dem man sich auch davon überzeugen kann, ob der Patient das Wesen einer Videoaufnahme erfaßt hat oder ob noch weitere Erklärungen angebracht sind, zudem hat der Patient Gelegenheit zu Fragen. Beim Arbeiten mit versteckten Kameras und Mikrofonen sollte diese Aufklärung besonders gründlich und umfangreich sein, wodurch der ohnehin nur geringe Vorteil dieser Aufnahmetechnik weiter aufgezehrt werden dürfte.

Die eigentliche rechtswirksame Einverständniserklärung kann der Patient erst *nach der Videoaufnahme* abgeben, nämlich erst wenn er weiß, was während der Aufnahme geschehen ist. Nun sollte auch der vorgesehene Verwendungszweck vereinbart werden.

Umstritten ist noch, ob die Patienten das von ihnen erstellte Videoband betrachten sollten. Für eine rechtswirksame Einverständniserklärung ist es wohl nicht erforderlich, daß ein während der Aufnahme bewußtseinsklarer Patient die Videoaufnahme noch einmal ansieht, vielmehr dürfte die persönliche Erinnerung an die Aufnahme ausreichen. Ich bin auch nicht der Ansicht, daß jeder Patient seine Videoaufnahme deshalb ansehen müßte, weil er nur so technische Einstellungen, z.B. durch Schnitte, Kommentare, Kameraführung beurteilen könnte.

Es obliegt vielmehr der Sorgfalt des das Videoband erstellenden Artzes, daß keine den Patienten entstellenden technischen Tricks eingesetzt werden und der Patient so echt, wie es das Medium zu-

Patienteninformation

An unsere Patienten!

Sie wissen, daß Sie sich bei uns in einem Nervenkrankenhaus befinden, das neben der Betreuung der Kranken auch Aufgaben in der Lehre zu erfüllen hat und angehende Ärzte und Psychologen, Krankenschwestern, Krankenpfleger und Krankengymnastinnen ausbildet.

Wir haben deshalb in unserem Nervenkrankenhaus zur Verbesserung des gesamten medizinischen Unterrichtes eine Videoanlage eingerichtet, mit der wir Videobänder (einem Film vergleichbar) herstellen können.

Was soll mit diesen Videoaufzeichnungen geschehen?

Wichtigste Anwendung ist die Ausbildung angehender Ärzte, dann aber auch die ärztliche Fortbildung für die niedergelassenen Ärzte draußen in der Praxis. In besonderen Fällen können Videoaufnahmen auch bei der Diagnosefindung sowie bei der Behandlung hilfreich sein, das wird dann im Einzelfall mit Ihnen besprochen.

Also: wichtigste Anwendung ist die Fortbildung sowohl in unserem Hause als auch für niedergelassene Ärzte. Auf keinen Fall sollen diese Videobänder in unbefugte Hände gelangen, hierfür ist durch mehrfache Sicherheiten Sorge getragen.

Wir benötigen Ihre Bereitschaft zur Mitarbeit. Sie müssen natürlich einverstanden sein, wenn wir von Ihnen ein Videoband erstellen wollen. Welcher Verwendungszweck mit dem von Ihnen erstellten Videoband vorgesehen ist, wird auf der Einverständniserklärung festgelegt. Jeder, der das Videoband später sehen wird, wird ausdrücklich darauf hingewiesen werden, daß er über alles, was ihm durch das Videoband bekannt geworden ist, zu schweigen hat. Wenn sie es wünschen, können wir Ihr Gesicht durch eine Perücke und eine getönte Brille tarnen, so daß Sie fast nicht mehr zu erkennen sind.

Einverständniserklärung

Ich habe die Patienten-Information gelesen.

Ich bin damit einverstanden, daß das von mir am . . . . erstellte Videoband, dessen Inhalt mir von der Aufnahme her bekannt ist, für folgende Zwecke verwendet wird:

In keinem Fall wird die Schweigepflicht aufgehoben, sondern ich weite sie nur auf Ärzte und Angehörige medizinischer Hilfsberufe aus. Jeder, der die Aufnahmen zu sehen bekommen wird, muß hierauf ausdrücklich hingewiesen werden.

Bayreuth, den . . . .
                                                                              (Unterschrift)

Abb. 1. Patienteninformation

läßt, dargestellt wird. Der Patient kann dies erstens gar nicht beurteilen, zum anderen empfinden selbst Gesunde ihre eigene Videoaufnahme in der Mehrzahl als etwas unangenehm. Nichttherapeutische Selbstkonfrontationen von psychisch Kranken in ihrer Krankheit stellen nach unseren Erfahrungen eine erhebliche Belastung dar, die einige Patienten selbst nach ihrer Genesung nicht ertragen konnten. Auf der anderen Seite sollte man Patienten, die ihre Videoaufnahme einmal selbst ansehen möchten, dies nicht generell verwehren, vielmehr muß der Arzt abwägen, ob dem Patienten diese Belastung zugemutet werden kann, und er sollte bei der Vorführung unbedingt anwesend sein.

Es empfiehlt sich dringend, die Einverständniserklärung in schriftlicher Form abgeben zu lassen. Dieses Vorgehen stellt den „Normalfall" dar. Wie sollte nun in besonderen Situationen verfahren werden?

Besondere Situationen

Sind Patienten akut erkrankt und aufgrund einer erheblichen psychischen Beeinträchtigung (Bewußtlosigkeit, Bewußtseinstrübung) nicht in der Lage, das Wesen einer Videoaufnahme und den vorgesehenen Verwendungszweck zu verstehen, so reicht es zunächst für eine Aufnahme, daß sie sich nicht offentsichlich gegen eine Videoaufnahme sträuben, sondern die Aufnahmesituation akzeptieren, soweit sie hierzu überhaupt fähig sind; dies gilt für alle Einsätze in Diagnostik und Therapie, bei vorgesehenem Einsatz in der Lehre müssen die oben diskutierten Voraussetzungen des § 23 Abs. 1 [4] KUG erfüllt sein. Diese Aufnahmen müssen sehr sorgfältig archiviert und dürfen nicht verwendet werden, bis der Patient so weit genesen ist, daß eine ausreichende Verständigung mit ihm möglich ist.

Ob der Patient dann das Videoband selbst ansehen sollte, ist eine ärztliche Entscheidung, je nach dem inwieweit der Informationsgewinn die Belastung des Patienten aufwiegt. Sieht der Patient das Videoband nicht an, so muß ihm besonders sorgfältig erklärt werden, was eine Videoaufnahme ist, wie man sie verwenden will und was im einzelnen auf dieser Aufnahme enthalten ist. Wenn nun der Patient sein Einverständnis zur Verwendung in der

Lehre nicht gibt, muß das Band umgehend gelöscht werden. Genauso muß verfahren werden, wenn das Band für Diagnostik oder Therapie erstellt worden ist, der Zweck erfüllt ist und eine weitere Verwendung nicht vereinbart worden ist.

Wenn man sich an diese Regeln hält und sich besonders bei der Aufklärung Zeit nimmt zu einem Gespräch, in dem dem Patienten das Vorhaben verständlich gemacht wird, aber auch durchaus der Wert einer Videoaufnahme dargestellt wird, haben wir nur selten kein Einverständnis von den Patienten erhalten. Wir müssen sogar zugestehen, daß wir mit mehr Ablehnung bei den Patienten gerechnet hatten. Das Einverständnis der Patienten ist widerrufbar, wir weisen sie aber nicht mehr darauf hin.

Gebühren, Mitschnitt von Sendungen des öffentlich-rechtlichen Fernsehens

Videoanlagen an Hochschulen, speziell in Universitätskliniken, sind in den entsprechenden Vorschriften (noch) nicht berücksichtigt. Die Gebührenordnung sieht vor, daß jeder Monitor, über den ein wie auch immer empfangenes Programm der öffentlich-rechtlichen Rundfunkanstalten ohne größeren technischen Aufwand sichtbar gemacht werden kann, gebührenpflichtig ist, falls er nicht unter die Befreiung fällt und diese rechtzeitig beantragt worden ist. (Befreiungsmöglichkeiten gibt es z. B. für Fernsehhändler, Schulen, für Patienten vorgesehene Fernsehgeräte in Kliniken.) Dies bedeutet, daß es nur eines Videorecorders der sog. Konsumklasse bedarf, der ein eingebautes Empfangsteil hat, damit alle Fernsehgeräte einer Videoanlage inklusiv aller Monitore (auch in der Regie und im Hörsaal) gebührenpflichtig sind, ohne daß diese ein eigenes Empfangsteil zu besitzen brauchen. Es ist nicht sinnvoll zu hoffen, daß die Gebühren nicht anfallen, wenn man verschweigt, daß es eine Videoanlage in der Klinik/im Institut gibt, hierbei handelt es sich um sog. „Schwarzsehen", mit erheblichen Nachzahlungen muß gerechnet werden.

Die Lösung kann nur sein – wie es sie für Schulen gibt –, daß die Videoanlagen der Hochschulen auf Antrag ebenfalls von der Gebührenpflicht bis auf die Gebühr für ein einziges Videogerät befreit werden können.

Auf der anderen Seite ist die Aufnahme und Verwendung in der Lehre von öffentlich-rechtlichen Sendungen ebenfalls nur den Schulen ohne weiteres gestattet.

Wenn man außerhalb von Schulen eine aufgezeichnete Sendung des öffentlich-rechtlichen Fernsehens über den privaten Bereich hinaus nutzen will, muß man erst über eine sog. Verwertungsgesellschaft die urheberrechtlichen Ansprüche befriedigen, was außerordentlich umständlich sein kann.

Weitergabe an Dritte, Kopierung von Videobändern (Abb. 2)

Die Weitergabe an Dritte bringt (mindestens) zwei Probleme mit sich: Es muß heute schon fast damit gerechnet werden, daß von interessanten Videobändern illegal Kopien angefertigt werden. Außerdem stellen sich besondere Anforderungen an die Sorgfaltspflicht, wenn die Vorführung nicht mehr unter der eigenen Aufsicht, wie bei Vorführungen in der eigenen Klinik oder auf Kongressen (Fortbildungsveranstaltungen), erfolgt. Wenn von einem Videoband Kopien angefertigt werden, so sollten Zahl und Aufbewahrungsort und Aufbewahrungsdauer dieser Kopien festgelegt werden, danach müssen sie gelöscht werden. Es ist offensichtlich, daß eine Kontrolle nur gewahrt werden kann, wenn nur wenige Kopien angefertigt werden.

Wenn ein Arzt eine Klinik verläßt, an deren Videostudio er gearbeitet hat, so darf er von den von ihm erstellten Videobändern zur eigenen Verwendung Kopien ziehen, wie es auch für von ihm erstellte Krankengeschichten gilt.

Sorgfalt

Hinsichtlich der Sorgfalt sind an einen mit Video arbeitenden Arzt hohe Anforderungen zu stellen. Bei der zu erwartenden Verbreitung, die die Videotechnik in den nächsten Jahren erhalten wird, wird man besonders wachsam sein müssen, in dem Konflikt zwischen Interessen der Lehre und Fürsorgepflicht des Patienten richtig abzuwägen. Die Videotechnik stellt ein außerordentlich po-

Formular zum Ausleihen klinikeigener Videobänder

Ausleiher: _____

Titel des Videobandes: _____

Ausleihdatum: _____

Rückgabetermin: _____

Verwendungszweck: _____

Oben genanntes Videoband wird dem Ausleiher unter folgenden Auflagen zur Verfügung gestellt:

- das Videoband nicht an Dritte weiterzugeben;
- das Videoband nicht – auch nicht teilweise – zu kopieren oder zu vervielfältigen, auch nicht eine Kopierung oder Vervielfältigung durch Dritte zu ermöglichen;
- das Videoband nur zu dem oben angeführten Zweck zu verwenden;
- bei jeder Vorführung persönlich anwesend zu sein;
- das Videoband nach der oben vereinbarten Verleihfrist unverzüglich ohne Aufforderung zurückzugeben.

Das Videoband bleibt Eigentum des Nervenkrankenhauses Bayreuth, eine Leihgebühr wird nicht erhoben.

Bei der Verletzung dieser Vereinbarungen wird nicht nur gegen Urheberrechte, sondern auch gegen die Schweigepflicht verstoßen. Der Ausleiher wird hiermit ausdrücklich darauf hingewiesen, daß ein solcher Verstoß sowohl straf- wie auch zivilrechtliche Folgen haben kann.

Bayreuth, den . . . .
                                            (Unterschrift des Ausleihers)

Abb. 2. Formular zum Ausleihen von Videobändern

tentes Medium dar mit sehr großen Möglichkeiten des Mißbrauchs, die für viele Interessenten amüsant oder lohnend sind. Hierzu geht es nicht an, sich hinter Formalitäten zu verstecken, wie sie bei der Ausweitung der Schweigepflicht schon angewendet werden (s. o.).

Das Endziel einer Videoaufnahme von Patienten darf sicher nicht die künstlerische oder technisch perfekte Darstellung einer Aussage sein, so reizvoll dies auch manchmal scheinen mag. Vielmehr dominiert die Aufgabe einer möglichst objektiven Darstellung von Vorgängen und Sachverhalten mit Hilfe audiovisueller Methoden [3]. Bei Videoaufnahmen von psychisch kranken Patienten, die einer größeren Zuschauermenge vorgeführt werden sollen, verfahren wir folgendermaßen: Nach Aufklärung und Einverständniserklärung des Patienten führen wir mit einer Perücke und einer getönten Brille eine Tarnung des Patienten durch, die zwar seine Mimik erkennen läßt, ihn aber doch so weit entstellt, daß er für die meisten seiner Bekannten nicht mehr wiederzuerkennen ist. (Entsprechende Versuche haben wir unternommen.) Heikle Stellen werden aus der Exploration herausgeschnitten (bei Drogenabhängigen etwa Angaben über Dealertätigkeit), gleiches gilt für Drittgeheimnisse (Bandbearbeitung).

Die Bänder werden nur Ärzten und Angehörigen medizinischer Hilfsberufe gezeigt, die durch einen Hinweis im Vorspann noch einmal ausdrücklich auf ihre Pflicht zur Verschwiegenheit hingewiesen werden. Ich glaube, daß durch einen solchen vielfältigen Schutz der Sorgfaltspflicht Genüge getan wird. Gleichfalls gehört hierzu, daß der Patient so echt, wie das Medium es zuläßt, abgebildet und nicht durch Tricks entstellt wird. Schließlich zählen auch diebstahlsichere Lagerung und Auswahl der Mitarbeiter des Videostudios durchaus zu den Sorgfaltspflichten.

Ethische Fragen

Manches, was rechtlich erlaubt ist, sollte dennoch der Arzt nicht tun. Hierzu zählt die Bezahlung von Patienten, um das Recht auf Verbreitung seiner Abbildung, wie es durch das Kunsturhebergesetz geschützt ist, zu erhalten. Auch sollten nachteilige Darstellungen des Patienten nach Möglichkeit auch dann nicht gezeigt werden, wenn das Einverständnis vorliegt. Gerade bei den ehemals Abhängigen beobachtet man bisweilen einen fast missionarischen Eifer, der sie auf einer Vorführung ihres eigenen Delirs vor allen abhängigen Patienten der Klinik geradezu bestehen läßt. Die unter dem Abschnitt „Sorgfalt" aufgeführten Punkte sollten bedacht werden. Im Zweifelsfalle halte man sich vor Augen, wie man im Fall der Anklage sich rechtfertigen könnte, aber auch wie man selbst als Patient reagieren würde.

Ohne Sorgfalt und Verantwortungsbewußtsein läßt sich mit einem solch potenten Medium in einer Klinik nicht arbeiten. Noch zu viele Fragen sind ungelöst, können auch wohl nicht für jeden Einzelfall im voraus entschieden werden. Dies führt auch dazu, daß ein *Videostudio immer in der Klinik integriert von klinisch tätigen Ärzten und Psychologen betreut werden und nie ein selbständiges Dasein* führen sollte. Das gewährleistet am ehesten, daß bei aller Begeisterung für das Medium die Rechte und Interessen der Patienten ausreichend berücksichtigt werden.

Auch der Nicht-Psychiater sollte sich vor Augen halten, daß die Medizin zunhemend „verrechtlicht" wird. Das bei vielen Patienten festzustellende ausgesprochene Anspruchsdenken führt zunehmend dazu, daß sie dieses auch einklagen und Rechtsmittel einlegen, wenn der Arzt ihren Anspruch auf Gesundheit und Wohlbefinden nicht erfüllt. Dieses Vorgehen kann sich für Patient und Rechtsanwalt durchaus lohnen und auszahlen. Allein die unzureichende Aufklärung macht ein solches Unterfangen erfolgsträchtig, und bei immer weiter verbreiteter Rechtsschutzversicherung und damit leichterer Konsultation eines Rechtsanwalts ist mit einem Zunehmen solcher Klagen zu rechnen. Das Ergebnis dieser beklagenswerten Entwicklung ist einerseits, daß Patient und Arzt schon bei ihrer ersten Begegnung ihr Verhalten darauf einstellen sollten, daß sie eventuell später einmal Prozeßgegner sein könnten. Auch wenn sich im Arzt-Patienten-Verhältnis dadurch eine ungünstige Veränderung vollzieht und ein Vertrauensverhältnis nahezu ausgeschlossen wird, so ist dies für den mit Video arbeitenden Arzt eine unbedingt einzukalkulierende Situation. Die Vorstellung, wie ich mein Vorgehen vor dem Richter bei einer eventuellen Klage des Patienten rechtfertigen würde, hat sich mir in vielen Fällen als sehr gute Entscheidungshilfe erwiesen. Es scheint mir sehr empfehlenswert, dem mahnenden Rat von Lungershausen [3] zu folgen:

„Wenn man aber weiterdenkt und sich vorstellt, daß einmal ein bundesweites Zentralarchiv für psychiatrisches audiovisuelles Lehrmaterial entstehen könnte, daß vielleicht, wie in anderen Ländern, aus diesem Material jederzeit abrufbare Lehrprogramme produziert, daß vielleicht andere, Dritte, die mit der ursprünglichen Produktion gar nichts zu tun hatten, das vorgelegte Material kommentieren und für didaktische Zwecke aufbereiten werden, so ist eine Vielzahl von Problemen zu sehen, die wir bei der stürmischen Entwicklung der audiovisuellen Methoden gerade in unserem Fachgebiet keinesfalls aus dem Blick verlieren dürfen.

Auch hier benötigen wir Kritik, selbstauferlegte Einschränkung in der Anwendung unseres neuen Mediums und das sorgsame Abwägen zwischen den Interessen unserer Patienten und den Interessen von Lehre, Forschung und Information. Das Vordringen audiovisueller Methoden an allen Orten läßt eine Fülle von aufgezeichnetem Material entstehen, für das wir Verantwortung tragen, von der uns im Grunde niemand entbinden kann und das wir im Interesse unserer Patienten in besonders sorgsamer Weise schützen müssen. Wir stehen im Moment sicherlich noch in diesem Bereich am Anfang einer Entwicklung, deren Endpunkt und deren Auswirkungen noch gar nicht absehbar sind. Eben deshalb sollten wir uns bemühen, schon jetzt die Grenzen zu bestimmen, innerhalb derer wir uns bewegen dürfen. Bedenken wir also, daß wir bei allem weiteren Fortschreiten auf diesem Wege, der ohne jeden Zweifel wertvoll, wichtig und richtig ist, ständig unsere neue Bildersprache und uns selbst prüfen und erziehen müssen."

Manipulationen mit Video

Mit der Entwicklung von Fotografie und Telegrafie im vorigen Jahrhundert begann auch die explosionsartige Entwicklung technisch vermittelter Kommunikation (TVK) [6]. Hierunter versteht man die Übermittlung von Informationen durch Zwischenschaltung technischer Mittel. In Form und Schrift gibt es TVK bereits seit Beginn der Geschichtsschreibung. Sie ist über Jahrtausende nicht wesentlich verändert worden, einzige wesentliche Veränderung war die Erfindung des Buchdrucks, die jedoch mit der Entwicklung der letzten 100 Jahre auf diesem Gebiet nicht mehr vergleichbar ist. TVK ist mittlerweile auch Gegenstand zahlreicher Untersuchungen von Kommunikationswissenschaftlern geworden.

Technisch vermittelte Kommunikation erlaubt eine schier unbegrenzte zeitliche und räumliche Veränderung der Distanz zwischen der Entstehung von Informationen und ihrer Ankunft bei den Adressaten. Dank der außerordentlich perfekten Aufnahme- und Wiedergabetechnik sind Unterschiede zwischen Unmittelbarkeit und Mittelbarkeit immer schwieriger wahrzunehmen. Die gute Haltbarkeit der Medien erlaubt die nahezu beliebige Wiederholung von Gehörtem und Gesehenem, bei Video-Live-Sendungen über Satelliten bestehen keine Entfernungsbegrenzungen mehr für die TVK. Der Preis für die enormen Möglichkeiten durch TVK liegt in der unvermeidbaren Fremdbestimmung des Adressaten und Konsumenten. Dieser sieht und hört nur das, was die jeweils eingesetzte Technik ermöglicht und was von Kameramann, Toningenieur und in der Bildregie ausgewählt wurde (Beispiel Fußballübertragung, Zeitlupenwiederholungen). Es ist möglich, daß durch die TVK mehr Informationen übermittelt werden, als dem unmittelbaren Betrachter zugänglich gewesen wären, es kann aber auch sehr viel weniger sein. Das Problem besteht darin, sich als Betrachter bzw. Konsument des Mehr oder Weniger in der jeweiligen Situation bewußt sein zu können. Der Betrachter müßte gewissermaßen gespalten wahrnehmen: das, was er auf dem Bildschirm und mit dem Ohr tatsächlich wahrgenommen hat, und das, was die Kamera getan und das Mischpult für ihn ausgesucht hat.

Diese Besonderheiten der TVK wird mit „Manipulation" bezeichnet. Damit wird das Problem aber verharmlost. Manipulation ist alltäglich und findet auf vielfältige Weise im sozialen Leben statt. (Der Lehrer manipuliert den Schüler, damit er besser lernt.) Bei der TVK jedoch werden Konsumenten mit Informationen versehen, deren Entstehung sie wegen ihrer technischen Herkunft nicht kontrollieren können, sie werden also Objekt von Interessen, die sie nicht kennen.

Aber nicht nur der Konsument von TVK muß einen Preis für seine vermehrten Möglichkeiten entrichten. Auch das aufgenommene Objekt – in Kliniken der Patient – kann auf vielfältige Weise entstellt werden. Bei der TVK ist Manipulation unverzichtbar, bedingt durch die technischen Gegebenheiten. Auch bei völliger Unvoreingenommenheit und dem besten Willen, den Patienten so realitätsgetreu wie nur möglich darzustellen, muß eine bestimmte

Kameraposition ausgewählt, d. h. auf andere Aspekte verzichtet werden, es muß zwischen Schwarz-weiß- und Farbaufnahmen entschieden werden. Allein durch den Verlust der Unmittelbarkeit wird der Eindruck des Patienten verfälscht. Dies ist ein Phänomen, das jeder, der Videoaufzeichnungen eigener Explorationen betrachtet, kennt. Das gleiche ist dem Laien von Live-Übertragungen von Sportereignissen oder Opern her bekannt: Es ist etwas anderes, ob man solche Aufzeichnungen zu Hause ansieht oder ob man „selber dabei ist". Weitere technische Notwendigkeiten in der Manipulation ergeben sich besonders bei der Auswahl von Schnittstellen, ebenso durch den Kommentarton sowie die dadurch bedingte Trennung von unmittelbarem Bild und unmittelbarem Ton. „Manipulation", wörtlich Handanlegen, Bearbeiten, kann gerade bei Lehrzwecken auch „Verdeutlichen" heißen. In diesem Sinne es auch Manipulation, ein Verhalten von einem Schauspieler anstelle von einem Patienten darstellen zu lassen (Darstellung durch Experten, Darstellung bis hin zur Inszenierung, Übersicht bei Kugemann 1982; in [2] Lernen am Modell anderer Personen, „symbolisches Modellieren", Übersicht bei Ellgring 1982 in [2]). Eine ganz besondere Manipulation wird beim Lernen am eigenen Modell durchgeführt, indem nämlich durch Auswahl der Schnitte nur erwünschtes Verhalten zusammengestellt wird und den Patienten oder im Elterntraining den Eltern vorgeführt wird, ein Verfahren, das in der videounterstützten Therapie zunehmend eingesetzt wird. Manipulation besteht aber auch in der gerade durch die weitere technische Verbesserung erreichten Realitätsnähe. Lungerhausen [3] verweist auf den damit verbundenen Objektivitätsanspruch audiovisueller Aufzeichnungen, der nicht immer gerechtfertigt ist. Hinzu kommt noch die im Vergleich zur normalen Sprache hohe Überredungsfunktion, audiovisuell dargestellte Einzelfälle könnten vom unkritischen Betrachter für Regelfälle gehalten werden. „Man kann also mit dieser neuen Bildersprache nicht nur informieren, sondern auch desinformieren, ja, man kann damit lügen" [3]. Auch Köhler und Miller (1982) bescheinigen modernen Farbvideoaufzeichnungen infolge ihrer Wirklichkeitsnähe scheinbare Wertfreiheit, Unbestechlichkeit, Objektivität. Dabei wird, wie jeder mit Video Arbeitende leicht erfahren kann, schon allein durch die Tatsache der Videoaufzeichnung Verhalten von Patienten und Therapeuten beeinflußt, gleiches gilt für Originalton. Auch das Bild läßt sich technisch durch Beleuchtung, Bildausschnitt, Kameraeinstellung (mehr oder weniger intensives Rot), Kameraführung und schließlich Schnitt und Nachvertonung manipulieren.

Diese Kenntnisse und Besonderheiten technisch vermittelter Kommunikation können nicht ohne Auswirkungen auf rechtlich-ethische Aspekte bleiben.

Die medienimmanente Verpflichtung zur Manipulation einerseits und die Fürsorgepflicht für den Patienten andererseits, der sich vertrauensvoll zu einer Videoaufnahme bereit erklärt hat, lassen sich nur durch die Sorgfaltspflicht des die Videoaufnahme durchführenden Arztes auffangen.

Literatur

1. Amelung K, Tyrell Chr (1980) Die Behandlung des Rechts am eigenen Bild in der neueren strafrechtlichen Rechtsprechung. NJW Heft 29:1560–1561
2. Kügelgen B (Hrsg) (1982) Video und Medizin. Perimed-Verlag, Erlangen
3. Lungershausen E (1982) Zur Stellung und Wertigkeit audiovisueller Methoden innerhalb des Aufgabenbereichs psychiatrischer Krankenhäuser. In: Kügelgen B (Hrsg) Video und Medizin. Perimed-Verlag, Erlangen
4. Merten D (1977) Persönlichkeitsschutz. In: Schwiwy P, Schütz WJ (Hrsg) Medienrecht. Luchterhand, München
5. Nordemann W (1978) Rechtsfragen beim Einsatz audiovisueller Medien zu medizinischen Lehr-, Forschungs- und Lernzwecken. Vortrag gehalten auf der Visodata im Mai 1978 in München
6. Ronneberger F (1982) Leistungen und Fehlleistungen technisch vermittelter Kommunikation. In: Kügelgen B (Hrsg) Video und Medizin. Perimed-Verlag, Erlangen
7. Empfehlungen für das Anfertigen und den Gebrauch von Fernsehaufzeichnungen psychiatrischer Patienten (1980) Nervenarzt 51:309–310

Technik und Informationsgewinnung durch videokontrolliertes EEG in der Epileptologie

H. STEFAN

Das herkömmliche Elektroenzephalogramm kann gerade die diagnostisch problematischen flüchtigen zerebralen Funktionsstörungen oft nur unzureichend nachweisen. In der Epileptologie wurde bereits früh nach einer reproduzierbaren Dokumentation epileptischer Gehirnaktivität gesucht. Dies wurde mit dem Konzept des „Intensive Seizure Monitoring" verwirklicht. Zwei Entwicklungen waren Voraussetzungen hierfür: die Entwicklung der Telemetrie, wodurch Langzeitableitungen ermöglicht wurden, sowie Methode der Anfallsbeobachtung. Filmaufnahmen sind hierfür ungeeignet. Die Lösung des Problems stellt der Einsatz von Videoaufzeichnungen auf Magnetband dar. Penin führte 1967 die Video-Simultandoppelbild-Aufzeichnungen von Patientenverhalten und EEG in der Bonner Universitäts-Nervenklinik erstmals durch. Damit war eine sofortige Analyse des aufgezeichneten komplexen Anfallsablaufes und seiner iktualen EEG-Korrelate möglich, und die Methode konnte aktuell zur Differentialdiagnose in der Klinik beitragen. In den letzten 15 Jahren wurde die Simultandoppelbildaufzeichnung (SDA) mit Kabel- und Radiotelemetrie, Polygraphie, Psychometrie und hochwertiger stufenloser Zeitlupentechnik sowie Digitaluhr zu einem umfassenden Meßplatz für wissenschaftliche Untersuchungen ausgebaut. Er erlaubt heute eine exakte Neuro-Videometrie zur vollständigen Erfassung und subtilen neurophysiologischen Untersuchung der Dynamik des Anfallablaufes einschließlich seiner subklinischen und vegetativen Symptome. Videoaufzeichnungssysteme werden heute auch für die praktische Anwendung in zahlreichen Zentren eingesetzt. Dabei lassen sich im wesentlichen drei Hauptvarianten der Systeme unterscheiden:

1. Die Simultandoppelbildaufzeichnung (SDA). Die Signale einer Patientenkamera und einer Polygraphiekamera werden elektronisch zu einem Doppelbild (split screen) zusammengesetzt.
2. Die simultane gemultiplexte EEG- und Videodokumentation. Hier werden EEG-Signale auf der Tonspur des Videorecorders aufgenommen und später gemeinsam mit dem Patientenverhalten wiedergegeben.
3. Das EEG-Videosynchronisationsverfahren mit Hilfe einer Digitaluhr.

Durch die Anwendung der Telemetrie in diesen Closed Circuit Television Videosystemen (CCTV) wurde es dem Patienten möglich, den Untersuchungsstuhl zu verlassen und sich im Untersuchungsraum zu bewegen. Die Untersuchungseinheit ist aufgrund fest installierter Kameras oder durch die begrenzte Reichweite der Telemetrie jedoch letztlich an einen bestimmten Ort gebunden. Es handelt sich daher um stationäre Intensive-Monitoring Einheiten. Die genannten Systeme arbeiten überwiegend mit mittelfristiger Aufzeichnungsdauer von einer oder mehreren Stunden und unter hohem Personalaufwand zur Überwachung der Telemetrie. Hieraus ergibt sich der Nachteil, daß überwiegend Patienten mit häufigen Anfällen untersucht werden können. Um Langzeitableitungen innerhalb eines CCTV-Systems zu ermöglichen, wurde eine Intensive-Monitoring Einheit aufgebaut, in welcher der Patient sich unter relativ angenehmen Bedingungen sowohl am Tag als auch nachts in den Räumen aufhalten kann. Man kann hier bereits von semimobilen Einheiten sprechen.

Ein nächster wichtiger Schritt bestand in der Entwicklung mobiler Intensive-Monitoring Einheiten. Diese Systeme sollten Ableitungen auch außerhalb eines stationären Videolabors ermöglichen und gleichzeitig den personellen Aufwand einer Telemetrie herabsetzen. Zur klinischen Anwendung stehen heute verschiedene Systemkategorien zur Verfügung, von denen 2 exemplarisch erwähnt werden:

1. Das Kabel-Telemetrie-Computer-Monitoring-System:
Hier wird eine mobile Audio/Videoeinheit mit einer Kabeltelemetrie computerunterstützt gekoppelt. EEG und Videosystem sind mit dem im Bett liegenden Patienten transportabel.

2. Das ambulante Langzeit-EEG-Kassetten-System:
Ein kleiner, bequem tragbarer EEG-Recorder mit elektroden-
nahen Vorverstärkern erlaubt kontinuierliche artefaktreduzier-
te Aufzeichnungen über 24 Std. am völlig frei beweglichen Patienten.

1978 wurde schließlich ein Wiedergabesystem für die mit dem Kassettenrecorder aufgenommenen EEG-Signale entwickelt. Durch
die Verwendung eines Graphikdisplays wird eine schnelle, weitgehend unveränderte Wiedergabe der aufgenommenen Potentiale
und ein zeitlich exakter Vergleich zu klinischen Ereignissen möglich. Bei den zuletzt genannten Systemen ist also die komplette Untersuchungseinheit mobil. Da die kleinen Kassettenrecorder eine
große Bewegungsfreiheit der Patienten erlauben, boten gerade sie
sich für Langzeit-EEG-Untersuchungen über 24 Std. oder mehrere Tage an. Die Vorteile dieser Systeme ergaben sich zum einen aus
der Möglichkeit einer wirklich mobilen Ableitung auch außerhalb
des EEG-Labors, z. B. zu Hause, in der Schule oder am Arbeitsplatz, zum anderen in der Tatsache, daß es sich entgegen der
Routine-EEG-Ableitung von 20–40 Min. Dauer um lange Ableitungen über 24 Std. oder mehrere Tage handelt.
Über klinische Erfahrungen mit 4-Kanal-Recordern wurde zusammenfassend an anderer Stelle referiert. Nachdem zunächst
ausschließlich 4-Kanal-Geräte zur Verfügung standen, wurden in
den letzten Jahren auch 8-Kanal-Systeme klinisch erprobt. Untersuchungen zeigten, daß bei 10% der Patienten nur durch Schlaf-
EEG oder 24-Stunden-3-4-Kanal-Kassetten-Ableitungen epilep-
sietypische Potentiale nachweisbar sind, die mit dem Routine-
EEG nicht erfaßt werden konnten. In Problemfällen ist daher zu
empfehlen, sämtliche EEG-Methoden zur Diagnostik zu benutzen. Der Informationsgewinn für 3-4-Kanalableitungen wird von
anderen Autoren mit 10–40% angegeben.
Für mobile 8-Kanal-Ableitungen stehen z. Z. umfangreiche Evaluationsstudien noch aus. Ein negativer EEG-Befund schließt einen
epileptischen Anfallsmechanismus nicht aus. Dies gilt insbesondere für die eingeschränkte Kanalzahl bei 3-4-Kanal-Ableitungen.
Der Vergleich verschiedener Ableiteschemata zeigte, daß bestimmte Ableitungen für ein Screening besonders geeignet sind.

Bezüglich der verschiedenen Indikationen für die Anwendung des Intensive-Monitorings und insbesondere mobiler Kassettenableitungen, welche im Nachweis epileptischer Aktivität, deren Lokalisation und Quantifizierung (z. B. zur Therapieüberwachung) sowie auf dem Gebiet polygraphischer Ableitungen zu sehen sind, wird auf die einschlägige Literatur verwiesen. 8-Kanal-Ableitungen erlauben im Vergleich zu 4-Kanal-Ableitungen eine bessere Erfassung fokaler Aktivität sowie auch umfassendere polygraphische Ableitungen. Neben Kassettenrecordern stehen heute verschiedene Verfahren der telemetrischen EEG-Transmission für die klinische Anwendung zur Verfügung.

Mobile Langzeit-EEG-Ableitungen mit Oberflächenelektroden bilden nur einen Teil im Spektrum der verschiedenen Untersuchungstechniken des „Intensive Seizure Monitorings", welches darüber hinaus Videoaufzeichnungen, polygraphische Ableitungen, Sphenoidal- und Tiefenableitungen sowie die Messung evozierter Potentiale umfaßt. Aufgrund von Erfahrungen der letzten Jahre erscheint es zweckmäßig, bei der Anfallsdiagnostik den Aspekt der möglichst lückenlosen Langzeit-EEG-Ableitungen mit dem Aspekt einer gleichzeitigen Verhaltensbeobachtung des Patienten in Form einer simultanen Videoaufzeichnung zu kombinieren, weil letztere unter Umständen erst eine eindeutige Zuordnung der EEG-Befunde erlaubt. Eine Möglichkeit, diesem Ziel näher zu kommen, besteht z. B. in der Langzeitüberwachung mit mobilen Kassetten-EEG-Ableitungen und zusätzlicher Video-Simultandoppelbild-Aufzeichnung, z. B. während der Nacht oder zu bestimmten Tageszeiten. Die Simultan-Videoaufzeichnung während der Langzeitableitung ist nachts ohne weitere Einschränkung für den Patienten mit einer fest installierten oder mobilen Kamera durchführbar. Je nach klinischer Fragestellung wird der Patient zu bestimmten Tages- oder Nachtzeiten in Form einer simultanen Video-MLE überwacht und nach Beendigung der Videoaufzeichnung weiterhin kontinuierlich für einen oder mehrere Tage ausschließlich mit Hilfe der Langzeit-EEG (bzw. Polygraphie-) Ableitung.

Literatur beim Verfasser

Videounterstützte Verhaltenstherapie im Rahmen eines Psychiatrischen Landeskrankenhauses: Möglichkeiten, Grenzen und Akzeptanz in Diagnostik, Therapie und Ausbildung

A. EHRET

Die Verhaltenstherapie hat sich in den letzten Jahren als nichtmedikamentöse Behandlungsform in der Psychiatrie und Psychotherapie immer mehr etabliert. Der Einsatz von Videoaufnahmen in Verhaltensdiagnostik, Verhaltensanalyse, Therapieverlaufskontrolle und Therapie sowie bei der Therapeutenausbildung und deren Supervision hat nicht unerheblich zur weiteren Effizienzsteigerung beigetragen. Darüber hinaus hat sich der Einsatz von Videoaufnahmen auch in der allgemeinpsychiatrischen Ausbildung sowie bei wissenschaftlichen Untersuchungen (u. a. Renfordt 1986) ebenfalls bewährt. Sowohl die inhaltliche als auch die qualitative Nutzung von Videoaufnahmen im Rahmen eines psychiatrischen Landeskrankenhauses, das die volle Regelversorgung in einem spezifizierten Aufnahmegebiet zu leisten hat, sei in der Folge dargestellt. Dabei sollen Nutzen, Schwierigkeiten und Verbesserungsmöglichkeiten herausgearbeitet und diskutiert werden.

Um Verhaltenstherapie videounterstützt durchzuführen, ist es erst einmal notwendig, daß eine gezielte verhaltenstherapeutisch orientierte Diagnostik und Therapie überhaupt betrieben wird. Erst dann kann die Kombination mit Videoaufnahmen zur weiteren Effizienzverbesserung beitragen. Die Wirkung der wichtigsten in der Verhaltenstherapie verwendete Videodarbietungsverfahren (Tabelle 1) sind an anderer Stelle (Ellgring 1980, 1981, 1983) beschrieben. Ihre Wirkung kann durch Kombination mit anderen Videodarbietungsformen und/oder durch Kombination mit diversen verhaltenstherapeutischen Techniken meist noch erhöht werden.

Wie bei Patienten sind Videoaufnahmen auch in der Therapeutenausbildung in prinzipiell gleicher Weise sowohl in der Ausbil-

Tabelle 1. Videodarbietungsverfahren

Bezeichnung	Abkürz.	Beschreibung
Stellvertretende Reizkonfrontation	RK	Schwierige oder angstauslösende Szenen werden dem Patienten dargeboten.
Selbstkonfrontation	SK	Dem Patienten werden die eigenen negativen Verhaltensweisen gezeigt.
Interpersonal Process Recall	RP	Durch Betrachten der eigenen Interaktionen soll der Patient seine internen Prozesse wiedererleben.
Lernen am symbolischen Modell	LM	Der Patient sieht das zu lernende Verhalten am Modell anderer Personen.
Lernen am eigenen Modell	SM	Der Patient sieht sich selbst mit den verbesserten Verhaltensweisen (self-modelling).

dung als auch als Hilfsmittel der Supervision einsetzbar. Denkbar, allerdings noch nicht ausführlicher beschrieben, wäre auch die Selbstsupervision des Therapeuten, in dem er sich selbst später in der Aufzeichnung einer Therapiesitzung beobachtet. Therapeuten sollten in der Lage sein, sowohl mit Hilfe des „self-modelling" als auch durch Selbstkonfrontation für ihre therapeutischen Fertigkeiten zu lernen. Bislang wurde über die Therapeutenausbildung, speziell die experimentell kontrollierte Veränderung von Verhaltens- und Beobachtungsleistungen, mit Ausnahmen von Hautzinger (1983) und Linden (1983) wenig publiziert. Ausführlich wurde lediglich der Einsatz von Video im psychiatrischen Training untersucht und beschrieben (Berger 1978).

Aktuelle Verwendung von Videoaufnahmen in einem psychiatrischen Krankenhaus

Das psychiatrische Landeskrankenhaus Weinsberg ist mit seinen 550 Betten noch überschaubar und hat die psychiatrische Gesamt-

Tabelle 2. Geräteaufstellung

Geräte	Funktionsbereich	Verwendung
2 semiprofessionelle stationäre VHS-Recorder 1 SW-Kamera 1 Personal Computer	Psychotherapie und Psychosomatik sowie psychologisches Labor	Diagnostik und Therapie bei Patienten Therapeuten-ausbildung
1 tragbarer VHS-Recorder 1 Farbkamera	Übergangseinrichtung Therapeutikum Heilbronn	Diagnostik und Therapie bei Patienten Therapeuten-ausbildung
1 älterer stationärer U-matic-Recorder 1 SW-Kamera	Entwöhnung	Diagnostik und Therapie bei Patienten
1 tragbarer VHS-Recorder 1 Farbkamera	Akutpsychiatrie Sporttherapie	Therapeuten-ausbildung
1 VHS-Heimrecorder 1 SW-Kamera	Rehabilitative Psychiatrie	Therapeuten-ausbildung
1 moderner stationärer U-matic-Recorder 2 SW-Kameras Videostudio mit Einwegscheibe	Kinder und Jugendpsychiatrie	Therapeuten ausbildung
1 VHS-Heimrecorder	Akademische Bibliothek und Psychologisches Labor	Archivierung und Dokumentation

versorgung der Stadt Heilbronn und der weiteren Umgebung mit
ca. 1 Millionen Einwohnern zu leisten. Bei durchschnittlich 3000
Aufnahmen jährlich in den letzten Jahren ist es in die Funktions-
bereiche Akutpsychiatrie, Rehabilitative Psychiatrie, Gerontopsy-
chiatrie, Forensische Psychiatrie, Kinder- und Jugendpsychiatrie,
Entwöhnungsbereich, Neurologie und Intensivmedizin, ein diffe-
renziertes Netz komplementärer Einrichtungen sowie Psychotherapie gegliedert. Insgesamt arbeiten dort 30 Ärzte und 10 Diplom-
Psychologen (Tabelle 2).

Der Funktionsbereich Psychotherapie und Psychosomatik hat 24 Betten und betreibt daneben eine psychotherapeutische Ambulanz. Das Behandlungskonzept ist im wesentlichen verhaltenstherapeutisch orientiert – vergleichbar mit anderen Verhaltenstherapiekliniken. Das therapeutische Team besteht aus 1 Arzt, 3 Diplom-Psychologen und 3 ½ Krankenpflegekräften bzw. Co-Therapeuten. Die Behandlungsmaßnahmen werden im Sinne einer individuell angepaßten Therapie durchgeführt. Übungsteile aus standardisierten Therapieprogrammen werden dementsprechend nur gezielt bei den jeweiligen Problembereichen eingesetzt. Die nahen Bezugspersonen werden meist in die Behandlung mit einbezogen.

Anhand der Dokumentation der Videoaufnahmen und Videowiedergaben des Jahres 1986 dieser Abteilung lassen sich folgende Schwerpunkte herausarbeiten:

1. Es wurden ca. 220 *Einzelaufnahmen* gemacht. Davon wurden 195 (ca. 88%) später in irgendeiner Form erneut bearbeitet oder betrachtet. Bei ca. jedem 4. Patient wurde eine Videoaufnahme durchgeführt, wobei einige Patienten mehrmals aufgenommen worden sind.

2. Videoaufnahmen von Patienten *alleine* wurden im wesentlichen zur Demonstration des Problemverhaltens und zur genaueren Verhaltensmikroanalyse (s. Tabelle 3) bei folgenden Störungen durchgeführt: bei Patienten mit Kontroll-, Wasch- und Wiederholungszwängen; bei magersüchtigen Patienten zur Demonstration des Eßverhaltens, zur Veränderung des verzerrten Körperschemas durch „Selbst-Rating", durch Reizkonfrontation mit dem veränderten Körperbild nach Gewichtszunahme (Fichter 1985; Meermann 1981; Vandereyken 1987) und zum „self-modelling" von positiven nichtsprachlichen Kommunikationskomponenten; bei motorischen Störungen (wie psychogenem Schiefhals, Schreibkrampf, psychogenen Gangstörungen und Trichotillomanie) wurden sowohl zur Verhaltensanalyse, zur Selbstdokumentation, zur Selbstkonfrontation, zum symbolischen Modellieren und zum self-modelling Videorückmeldungen verwendet; bei Patienten mit defizitären sozialen Fertigkeiten wurden simultanes Video-feedback für Blickkontakt, Gesichtsausdruck, Körperhaltung und ähnliches

Tabelle 3. Nutzung von Videoaufnahmen

Personen	Zahl der Aufnahmen	Zahl der Wiedergaben	Verhaltens-Mikroanalyse Therapieverlauf	SM	SK	RK	PR	LM
1 Patient								
Zwangsstörungen	10	10	× × × ×	× × ×	× ×	× ×	×	
Ebstörungen	12	12	× × ×	× × ×	× ×	× × ×		
Motorische Störungen	10	22	×	× × ×	×			× ×
Soziale Fertigkeiten	4	4		× ×				× ×
1 Patient und 1 Therapeut			(Selbst-)Supervision					
Fallbesprechungen	23	26	× × ×	×	× ×		× × ×	
Gesprächsverh.	18	14	× ×	× × × ×	×			
Therap. Verl.-Kontrolle	15	10	× ×	× × ×	× ×		× × ×	× ×
Th.-Verh. b. Verh.-Therapie	4	4	×	×	×	× ×	× × ×	× ×
Th.-Verh. b. Inter.-Proc.	16	12		×	×	×		
Ratings d. Th.-Verh.	12	12	× × × ×	× × ×	×		× ×	
Rollenspiele	22	17					× ×	
Int. Anal. m. Bez.-Pers.	10	8	× × × ×					
Gruppen								
Verän. d. Th.-Verh.	15	12		× × × ×	× ×			× ×
Superv. d. Teamsuperv.	4	2	× × ×		× × ×		× ×	
Angstbew. Inf.-Material b. 45 Patienten	1	35						× ×

SM self-modelling
RK stellv. Reizkonfr.
LM symb. modelling

SK Selbstkonfrontation
PR Interper. Proc. Recall

durchgeführt; daneben wurden im Sinne des symbolischen Modellierens therapeutische Strategien den Patienten über Video von sich selbst oder von anderen Patienten dargeboten; im Sinne der Therapieverlaufskontrolle ist dann auch immer wieder das verbesserte Verhalten den Patienten demonstriert worden.

3. Gespräche zwischen *1 Patienten und 1 Therapeuten* stellten den Schwerpunkt der Videoaufnahmen und Videorückmeldungen dar. Die Aufnahmen dienten meist fallbesprechungsorientierten diagnostischen bzw. verhaltensanalytischen Zwecken (durchgeführt in Form von Selbstsupervision, Einzelsupervision oder Teamsupervision): zur Analyse des Kommunikationsverhaltens des Patienten; zur Therapieverlaufsanalyse; zur Überprüfung des Therapeutenverhaltens bei der Erarbeitung der Verhaltensanalyse, bei schwierigen Interaktions- und Kommunikationsproblemen, durch Ratings mit operationalisierten Ratingskalen; daneben wurden Rollenspiele und Interaktionsanalysen mit Bezugspersonen mit dem Medium Video bearbeitet.

4. Die Aufnahmen *verhaltenstherapeutischer Gruppen* (Problemlösegruppe, Training sozialer Fertigkeiten, Angstbewältigungsgruppe) wurden im wesentlichen zur Veränderung des Therapeutenverhaltens durchgeführt. Die Aufnahme von Teamsupervisionen dienten zu deren Supervision.

5. Ein *Informationsband* zur Durchführung eines verhaltenstherapeutisch orientierten Angstbewältigungstrainings im Sinne der In-Vivo-Reizüberflutung wurde 35 mal wiedergegeben (bei insg. 45 Patienten). Ähnliche Informationsbänder, die im Rahmen symbolischen Lernens Verwendung finden sollen, sind für die Bereiche Verhaltensanalyse, soziale Fertigkeiten, Entspannungstraining und eine „therapeutische Modellsitzung" geplant. Sie sollen der Angstreduktion und der Ökonomisierung der therapeutischen Arbeit dienen. Für das Therapeutenverhaltenstraining stehen selbsterstellte Modellfilme für die Behandlung neurotischer Zwangserkrankungen (Reizkonfrontation mit Reaktionsverhinderung u. a. der wichtigsten kognitiven Vermeidungsstrategien, Reizüberflutung in Vorstellung) und zur Behandlung der Trichotillomanie zur Verfügung.

Die Übergangseinrichtung Therapeutikum Heilbronn hat 100 Werkstattplätze und 80 Plätze im Wohnbereich, die auf 20 Wohnungen dezentral im Stadtbusbereich verteilt sind; daneben werden noch 40 Tagkliniker betreut. Einen wichtigen Baustein des verhaltenstherapeutischen Therapieprogramms stellt ein spezifisches psychologisches Trainingsprogramm zur Kompensation von den „kognitiven Basisstörungen" bei schizophrenen Patienten dar. Bei der Durchführung dieses Programms werden Videoaufnahmen regelmäßig eingesetzt. Für die sich neu einarbeitenden Therapeuten findet für alle Teilprogramme ein symbolisches Modelllernen statt, wobei die optimale Durchführung und Moderation der Teilprogramme demonstriert wird. Zur Selbstsupervision werden die eigenen Therapiesitzungen im Sinne des Interpersonal Process Recall durchgegangen (aber auch als Selbstkonfrontation oder self-modelling in einer kollegialen Supervision). Für die Patienten findet in allen Unterprogrammen ein Lernen am symbolischen Modell sowie self-modelling statt. Beim „Training der sozialen Wahrnehmung" wurden bisher Dias mit zunächst einfachen und später komplexer und mehrdeutiger werdenden Situationen gezeigt bei gleichzeitigem Anwachsen der zu verarbeitenden Informationsmenge. Mittlerweile wird die therapeutische Verwendbarkeit von Rollenspielszenen auf Videoband überprüft, die dann im Sinne der stellvertretenden Reizkonfrontation in diesem Programmteil Verwendung finden sollen. In dem „Training sozialer Fertigkeiten" werden später soziale Aufgabenstellungen in Form stellvertretender Reizkonfrontation dargeboten; danach wird das Modellverhalten von den Therapeuten über Video demonstriert; von den vorher zur Durchführung notwendigen 3 Therapeuten ist jetzt nur noch einer notwendig.

Videorückmeldung in Form von self-modelling ist in allen Teilprogrammen deswegen wichtig, weil die Patienten zur kognitiven Verarbeitung des Trainings in der emotional belastenden Situation des Rollenspiels gleichzeitig das eigene Verhalten gewissermaßen als objektive Grundlage für das Verständnis der nachfolgenden Verstärkungen registrieren sollen. Da schizophrene Patienten die objektive Selbstkonfrontation nur schwer ertragen können, ist eine vorsichtige und wohlüberlegte Einführung und Vorbereitung nötig (z. B. mit einfachen Sprechübungen bzw. erst einmal „Probeaufnahmen" machen). Videorückmeldung wird darüber hinaus zur Einübung der außerordentlich wichtigen Selbstverstärkung für positive Verhaltensweisen eingesetzt. Die Patienten sollen nur diejenigen Zielverhaltensweisen bei sich nennen, die sie selbst gut finden bzw. mit denen sie zufrieden sind (z. B. Notengeben für eingegrenzte Verhaltensaspekte anderer, später bei sich selbst). Die Patienten können die Schwierigkeit der Rollenspielszenen vor und nach dem eigenen Rollenspiel einschätzen. Die Therapeuten sollen besonders auf die richtige Ausrichtung der Aufmerksamkeit der Patienten durch Vergabe von Beobachtungsaufgaben bei der Videodarbietung achten. Bei der Effizienzüberprüfung von Therapieprogrammen (u. a. die oben angegebenen) ist es sowohl bei Kontrollgruppenversuchsanordnungen als auch bei experimentalpsychologisch orientierten Einzelfalluntersuchungsanordnungen notwendig, wiederholt Ratings von standardisierten Videoszenen (AMDP- und/oder PBRS-Interviews) derselben Patienten vorzunehmen. Durch Videoaufzeichnungen besteht die Möglichkeit einer orts- und zeitunabhängigen Beurteilung durch beliebig viele Untersucher. Die Szenen können so aufgenommen werden, daß nicht erkenntlich wird, zu welchem Zeitpunkt der Untersuchung bzw. der Therapie sie stattgefunden haben. Diese Szenen können von nicht die Therapie durchführenden Interviewern vorgestellt werden. Nachdem dann die Szenen in zufälliger Reihenfolge elektronisch zusammengestellt worden sind, kann ein Fremdbeurteiler ein objektives Rating abgeben, was die Beurteilungsfehlervarianz erheblich reduziert.

Den wöchentlichen fallbezogenen Supervisionen liegen eigentlich immer Videodarbietungen von Therapiegesprächen zugrunde. Geplant ist sowohl im Therapeutikum als auch im Rehabilitationsbereich die Angehörigenarbeit zum einen und die verhaltenstherapeutisch orientierten familientherapeutischen Interventionen durch ein Informationsband zu ergänzen, das den Angehörigen (aber auch in Einzelfällen den Patienten) Informationen über Entstehung, Verlauf, Behandlung und über interaktionelle/kommunikative Probleme in der Familie (z. B. High-Expressed-Emotions-Verhaltensweisen) vermittelt. Für das Training sozialer Fertigkeiten in diesem Anwendungsbereich werden z. Z. stellvertretende Rollenspielszenen auf Videoband erstellt, die dann als Stimulusmaterial für Rollenspielübungen zur Verfügung stehen. Auch hier scheint das Lernen am eigenen Modell eine zusätzliche effiziente Therapiekomponente zu sein.

In der Entwöhnungsabteilung finden Videoaufnahmen eine ähnliche Verwendung wie im Funktionsbereich Psychotherapie. Aufgrund personeller Voraussetzungen geschieht dies weniger häufig und weniger spezifisch. Eine Dokumentation des Videogeschehens wird erst eingeführt, ebenfalls ein systematisches Training der Therapeuten. In der Sport- und Bewegungstherapie werden Einzel- und Gruppentherapiestunden zu Ausbildungsgründen aufgenommen (hier kommen Selbstkonfrontation, Interpersonal Process Recall und self-modeling zur Selbst- und Fremdsupervision zur Anwendung). Daneben dienen diese Aufnahmen als Demonstrationsmaterial für Praktikanten und Berufsanfänger. In der Einzeltherapie von motorischen Störungen wurden self-modeling und Rückmeldung des Therapieverlaufs angewendet.

In der Abteilung für Kinder- und Jugendpsychiatrie, die über ein „Video-Studio" mit einem modernen semiprofessionellen U-matic-Recorder, mehreren SW-Kameras, 1 Mischpult und 1 Einwegscheibe verfügt, werden Videoaufnahmen nur zu Ausbildungszwecken benutzt. Die *therapeutische* Nutzung ist durch die Kompliziertheit der Anlage und ihren ungünstigen Standort erheblich eingeschränkt. In der klinikinternen Ausbildung für Ärzte und Psychologen werden in 14tägigem Abstand Interviews und Explorationsgespräche von erfahrenen Kollegen auf Video demonstriert und dann im Kreise der Auszubildenden in spezifischer Weise bearbeitet (Diagnostik- und Beurteilungstraining nach dem AMDP- und nach dem BPRS-System, Training des Explorationsverhaltens, Beurteilungstraining anhand von Familieninterviews hinsichtlich der Kriterien der Expressed-Emotion-Forschung). Für das Gesamtkrankenhaus werden mit verschiedenen VHS-Heimrecordern Fernsehsendungen, Vorträge u.ä. aufgenommen, archiviert und bei Fortbildungsveranstaltungen wiedergegeben.

Erfahrungen und Vorschläge zur häufigeren Verwendung von Videoaufnahmen und zur Effizienzverbesserung des Videoeinsatzes

Video hat einige Eigenheiten, die man kennen sollte, um Frustrationen zu vermeiden, die eher aus der eigenen Unzulänglichkeit als aus technischen Fehlern erwachsen (s. Ellgring 1980, 1981). Bei Störungen sind die Patienten irritiert, der Therapeut flucht auf die Technik, das Gerät verstaubt in der nächsten Zeit. Die Kenntnis der technischen Voraussetzungen ist notwendig, wenn man Video sinnvoll einsetzten will. Der Anwender sollte alle technischen Geräte selbst handhaben können und daneben so oft wie möglich alleine Videoaufnahmen durchführen. Wir empfehlen, sich pro Woche zumindest ½stündige Videoaufnahme vorzunehmen. Mit Vorbereitungszeit und nachträglicher Analyse wird man dazu mindestens insg. 1 ½ Std. pro Woche benötigen. Wichtig ist es also, daß möglichst viele bzw. am besten alle Mitarbeiter in die routinierte Handhabung der Videoausrüstung eingeweiht sind und daß möglichst viele ausreichend Erfahrung mit der technischen und therapeutischen Nutzung dieses Mediums haben.

Daneben ist es ebenso wichtig, Erfahrungen mit der Aufnahmetechnik im weiteren Sinne (besonders die am schwierigsten durchzuführende Tonaufnahme), mit dem Aufnahmesetting (Raumgestaltung, Sitzposition, Kameraposition und Beleuchtung) und mit der Aufnahmeregie gemacht zu haben.

Wenn die therapeutische und die ausbildungsorientierte Nutzung im Vordergrund steht, empfehlen sich eher kleine, einfach handhabbare und tragbare Videoanlagen im Gegensatz zu einem zentralen hochtechnisierten Videostudio, daß nur von einem Bild- und Toningenieur oder einem Videoassistenten bedient werden kann. Sinnvollerweise sollte jede Station eines verhaltenstherapeutisch arbeitenden Krankenhauses mit einer solchen kleinen Videoanlage versehen sein. Diese Erfahrung wurde insbesondere in unserer Kinder- und Jugendpsychiatrischen Abteilung gemacht. Der am häufigsten genutzte Aufnahmeraum sollte „sozio-ökologisch" zentral liegen (Problem der Erreichbarkeit von Videoraum und Videoexperte). In den meisten verhaltenstherapeutisch orientierten Kliniken für Psychosomatik, aber auch für Suchterkrankungen, ist dies schon der Fall (Prinzip der Dezentralität der Videoausrüstung). Darüber hinaus sollte sich in jeder Station ein Mitarbeiter besonders in die Arbeit mit Video einarbeiten und dann seine Kompetenzen möglichst breit weitergeben und darauf achten, daß auch wirklich mit der Videoanlage gearbeitet wird.

Um „Videobandfriedhöfe" zu vermeiden, empfiehlt sich ein chronologisches Logbuch (Hauptbuch oder Journal) und eine Bandinhaltskartei. Das Logbuch sollte sich beim Videorecorder befinden. Darin muß jedes Ereignis am Videorecorder chronologisch nach Datum und Uhrzeit dokumentiert werden. Pro Videoband sind zusätzlich 2 Karteikarten in möglichst unterschiedlichen Farben anzulegen. Eine Karte verbleibt bei dem Band, die andere kommt in einen zentralen Karteikasten. Ob die Dokumentation durch den Einsatz des interaktiven Videosystems (Kombination von Videorecorder und Personal Computer) sinnvoller und effizienter durchzuführen ist, wird bei uns überprüft.

Vor jeder Aufnahme muß der Therapeut Ziel und Zweck festlegen. Er sollte wissen, wer die Aufnahme macht (er selbst, ein Patient, eine dritte Person), ob die Aufnahme therapeutischen, diagnostischen oder therapieverlaufskontrollierenden Zwecken dient, ob Patientenverhalten, Therapeutenverhalten oder das Interaktionsverhalten von speziellem Interesse ist, ob die Aufnahmesituation inhaltlich ein Erstgespräch, ein Gespräch über ein spezielles Thema, eine bestimmte therapeutische Übung oder ähnliches darstellt. Bei der Aufnahme eines Rollenspiels muß er dessen wichtigste Merkmale beachten. Auch die Aufnahmedauer ist zu veranschlagen.

Videoaufnahmen von mehr als 20 Min. sind nur schwer auszuwerten und bringen nur in Ausnahmefällen zusätzliche Informationen. Bewährt haben sich Aufnahmen von der 10. bis zur 20. Min. eines Gesprächs bzw. einer Therapiesitzung. Dargeboten werden sollten nur kurze Ausschnitte (nicht länger als 5 Min., eher mit einer Dauer von 2–3 Min.). Die Auswahl ist vom Therapeuten gezielt vorzubereiten. Bei Aufnahmen zur Therapieverlaufskontrolle haben sich ebenfalls 5minütige Aufzeichnungen von kritischen Verhaltenssequenzen zu Anfang, in der Mitte und am Ende der Therapie als sinnvoll erwiesen. Die geeigneten Situationen sind einfach herzustellen und müssen alle Elemente enthalten, die später als Kriterien des Therapieerfolges gelten sollen. Solche kurzen

Aufzeichnungen von Beginn und Ende der Therapie reichen meist aus, um Verhaltensänderungen beurteilen zu können.

Die bisherige Erfahrung lehrt, daß Angst und Hemmungen in Aufnahmesituationen in der Regel nach 10–20 Min. bei den Patienten soweit reduziert sind, daß sie das Typische an einer Gesprächs- bzw. einer Therapiesituation nicht mehr wesentlich verzerren. Inwieweit sich die Angst (das Gehemmtsein, die Leistungsmotivation) des Therapeuten in demselben Maße abbaut bzw. inwieweit die Angst des Therapeuten die Situation und das Verhalten des Patienten beeinflußt, ist noch nicht geklärt. Um diese Einflüsse zu reduzieren, wird an alle oben angeführten Punkte erinnert, insbesondere daß Patient und Therapeut häufig Aufnahmen machen sollten, daß es reicht, lediglich die Sequenz von der 10. bis zur 20. Min. aufzunehmen. Nach eigenen und anderer Erfahrungen hat eine offene Kamera nur kurzfristig einen hemmenden Effekt. Aufnahmen können deswegen nur mit Einverständnis der beteiligten Personen gemacht werden. Der Patient muß aber wissen, was mit der Aufzeichnung in der Therapie gemacht wird, das Ziel der Aufnahme muß ihm erläutert werden, der Therapeut muß in der nächsten Sitzung auf die Aufnahme eingehen. Es ist besser, keine Aufnahme zu machen als eine Aufzeichnung zu machen, auf die nicht mehr zurückgekommen wird.

Vor der Aufnahme muß das Zählwerk auf Null gestellt werden. Anhand einer Probeaufnahme ist eine Sprechprobe und eine Bildprobe durchzuführen. Am Ende steht das Dokumentieren der Aufnahme in Logbuch und Karteikarten. Der Therapeut sollte vermeiden, sich während der Therapiesitzung mit dem Videorecorder zu beschäftigen. Gegebenenfalls kann er sich Zeitpunkte notieren, die ihm für ein Replay geeignet erscheinen. Auch hier erscheint die Verwendung eines interaktiven Videosystems komfortabler und ökonomischer.

Sind die Aufnahmen gelungen, fehlt oft die Zeit, sie noch einmal gründlich durchzusehen. Was kann dem Patienten erläutert werden? Die Verhaltensbeobachtungen sollen ja nicht im intuitiven Eindruck verharren, aber auch nicht überfrachtet sein mit aufwendigen Kategoriensystemen, für deren Anwendung die Zeit fehlt. Die Diskussion um geeignete Beobachtungsmethoden und um geeignete Kodierungssysteme erscheint weiterhin unerläßlich. Eine

Arbeitserleichterung und Zeitersparnis kann ein selbst entworfenes Kodierungssystem unter Verwendung interaktiver Videoarbeit hier darstellen. Besonder effektiv, aber immer noch aufwendig und nur durch Verwendung des interaktiven Videosystems ökonomischer ist das Editieren von Passagen auf ein zweites Videoband. Daneben kann schon während der Aufnahme die wiederzugebende Sequenz markiert und sofort nach Beendigung der Aufnahme das positive Feedback erfolgen. Es lassen sich auch mehrere kritische Situationen von einem Patienten oder einem Therapeuten zusammenschneiden, auch kann ein bestimmtes Problem für verschiedene Personen auf einem Band zusammengestellt werden.

Insgesamt kann gesagt werden, daß an unserer Klinik noch zu wenige Informations- und Demonstrationsbänder zum Lernen am Modell von Einzel- und Gruppenstandardverfahren im Bereich der Therapeutenausbildung zur Verfügung stehen. Dasselbe gilt auch im Bereich der Patienteninformationen. Daneben fehlt es noch an Bändern, die man im Sinne der stellvertretenden Reizkonfrontation verwenden könnte (Angstbewältigung, soziale Fertigkeiten, sexuelles Verhalten, Affektsimulation, Emotionsausdruck im Sinne der Reizüberflutung in Vorstellung). Zum Teil werden Videoaufnahmen in Aufnahme und Wiedergabe noch zu unspezifisch bearbeitet.

Literatur

Berger MM (1978) Videotape techniques in psychiatric training and treatment. Brunner/Mazel, New York

Ellgring H (1980) Video in der Verhaltenstherapie. In: Brengelmann JC (Hrsg) Entwicklung der Verhaltenstherapie in der Praxis. Gerhard-Röttger-Verlag, München

Ellgring H (1981) Entwicklungen in videounterstützter Diagnostik und Therapie. In: Brengelmann JC (Hrsg) Entwicklung der Verhaltenstherapie in der Praxis. Gerhard-Röttger-Verlag, München

Ellgring H (1983) Entwicklungen in videounterstützter Diagnostik und Therapie. In: Stille D, Hartwich P (Hrsg) Video in der klinischen Arbeit von Psychiatern und Psychotherapeuten. Platane, Berlin

Fichter MM (1985) Magersucht und Bulimia. Springer, Berlin Heidelberg New York

Hautzinger M (1983) Ein Kategoriensystem zur Erfassung kognitiver Veränderungen. Zeitschr. personenzentr. Psychol. Psychoth.

Linden M (1983) Ärztliche Gesprächsführung. Hoechst, Frankfurt

Meermann R (1981) Anorexia Nervosa. Ursachen und Behandlung. Enke, Stuttgart

Meermann R, Vandereycken W (1987) Therapie der Magersucht und Bulimia Nervosa. De Gruyter, Berlin

Renfordt E (1986) Psychopathologische Befundunterschiede zwischen Behandlern, neutralen Untersuchern und zeitblinder Auswertung von TV-Aufnahmen bei einer antidepressiven Pharmakonprüfung. In: Kolitzus H, Ellgring H (Hrsg) Video in Psychiatrie und Psychotherapie. Max-Planck-Institut für Psychiatrie, München

Veränderung des Körperschemas bei Gewichtsreduktion – eine Videostudie

D. Hellauer und B. Wenzel

Menschen besitzen nicht nur einen Körper, sie haben auch ein inneres Bild dieses Körpers. Aufgebaut durch langjährige Selbsterfahrung, geformt durch Betrachtung des eigenen Spiegelbildes und neuerdings durch Video-feedback, ist es doch lückenhaft, verzerrt und seltsam disproportioniert. Seit Head (1911) und Schilder (1923) spricht man vom *Körperschema,* dem schematischen „Raumbild, das jeder von sich selbst hat". Dieses Körperschema ist fundamentaler Teil der sog. *Selbsttheorie* (Epstein 1979). Als Selbsttheorie bezeichnet man das Ideengebäude eines Menschen über sich selbst, das ihm eine optimale Lust- oder Unlustbalance, eine positive Selbstwerteinschätzung und eine möglichst widerspruchsfreie Einordnung aller Erfahrungen ermöglicht. Verzerrungen des Körperschemas sind im Lichte dieser Selbsttheorie Versuche, das Ideengebäude über sich aufrechtzuerhalten, indem die Wirklichkeit „verbogen" wird (Neubauer 1976) Die Untersuchung von Körperschemastörungen, wie sie Meermann (1983) bei Anorexia-nervosa-Patienten und Allerbeck et al. (1976) sowie Collins et al. (1983) bei Adipösen mit Hilfe eines Videoverzerrverfahrens durchführten, ermöglicht direkten Zugang zu dieser Selbsttheorie. So könnte die Unterschätzung der eigenen Körperausmaße bei leicht Adipösen ein unbewußtes Vorbeimogeln an der Wirklichkeit sein, um etwa lieb gewordenes Eßverhalten nicht ändern zu müssen (Paulus 1986).

Versuchsablauf

Aus den Gautinger Kurpatienten werden jene ausgewählt, deren Gewicht den Broca-Index bis auf 115 überschreitet, also mindestens 15% über dem sog. Normalgewicht liegt. Sie erhalten eine Aufforderung, in die psychologische Sprechstunde zu kommen, wo ihnen eine kurze Erklärung der Anlage und des Vorgangs gegeben wird. Zunächst wird der Blutdruck gemessen und nach ihrem Befinden und ihrer Zufriedenheit mit der Kur gefragt, was sehr wichtig ist, da einige Patienten mit großer Skepsis und Unsicherheit zu uns kommen. Sobald eine einigermaßen entspannte und vertraute Atmosphäre hergestellt ist, wird der Patient gebeten, sich gegenüber dem Videogerät in etwa 2 m Abstand aufzustellen und durch Drehen eines Reglerknopfes das Bild auf dem Monitor in seiner Breite zu variieren. Hierbei wird ein Medizinball ins Bild gehalten und der Patient wird aufgefordert, ihn auf dem Bildschirm möglichst rund darzustellen. Diese Übung im Umgang mit der Apparatur erhöht die Zuverlässigkeit der Meßwerte.

Danach tritt der Patient direkt vor den Monitor auf markierte Fußspuren und sieht nun seinen ganzen Körper im Profil auf dem Bildschirm. Mit Hilfe des Reglerknopfes soll er jetzt diejenige Einstellung suchen, die seinem Wunschbild am ehesten entspricht. Auf einem Digitalmultimeter liest der Versuchsleiter einen Meßwert ab, der angibt, wie weit dieses Testbild vom Realbild (1 volt) abweicht. Danach erfolgt die Aufforderung, das Gerät „richtig" einzustellen, d.h. diejenige Einstellung zu suchen, die dem Selbstbild entspricht: „Stellen Sie das Bild so ein, wie Sie wirklich aussehen". Wiederum werden die Zahlen des Multimeters notiert. Anschließend wird dem Patienten noch einmal unter Zuhilfenahme des Balls gezeigt, inweiweit sein Selbstbild von der Realität abweicht. Diese Videokonfrontation führt dem Patienten eine mögliche Fehleinschätzung vor Augen (Abb. 1).

Alle Versuchs- und Kontrollpatienten bekommen eine Reduktionsdiät von 600 oder 1 000 kcal und werden am Anfang und am Ende der Kur zu diesem Verfahren gebeten. Für die Patienten der Versuchsgruppe gibt es während des gesamten Kuraufenthaltes einen zweimal wöchentlich stattfindenden Gesprächskreis, an dem sie mindestens dreimal teilgenommen haben müssen, um zur Versuchsgruppe zu zählen. Eine „Dropoutanalyse" ist geplant. Hinzu kommt das Führen einer Gewichts-Selbstkontrollkarte mit täglichem Wiegen und Eintragen des Gewichts. Die Patienten der Kontrollgruppe sind in ihrer Gewichtsreduktion während der Kur auf

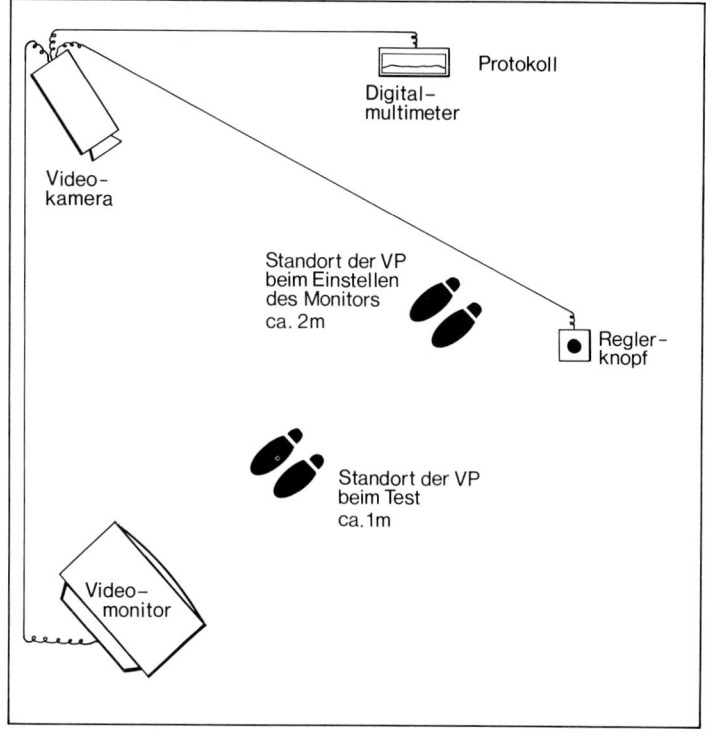

Abb. 1. Versuchsanordnung

sich allein gestellt. Um Wiederholungseffekte des Videotests erfassen zu können, wurde eine Kontrollgruppe 0 dazugenommen, die an keinem Gesprächskreis teilnahm und nur am Ende der Kur zu dem Videotest gebeten wurde.

Versuchsaufbau

Die Anlage (s. Abb. 1) besteht aus einem hochkant gestellten Schwarzweißmonitor und einer um 90° gekippten Videokamera. Mit Hilfe eines Reglerknopfes läßt sich das Monitorbild in seiner

Breite variieren, wobei sich dieser Vorgang an einem Digitalvolt-
meter ablesen läßt. Als Meßgröße wurde die Horizontalablenk-
spannung der Kamera verwendet, wobei das Normalbild bei
1 Volt, die extreme Breitenverzerrung bei 0 Volt und die extreme
Schmalbildeinstellung bei 1,92 Volt liegt. In dem von uns betrach-
teten Bereich ergibt sich eine nahezu lineare Abhängigkeit von Ab-
lenkspannung und Breitenverzerrung.

Versuchsergebnisse

Das Gautinger Zentralkrankenhaus ist ein mittelgroßes Sanatori-
um der LVA Oberbayern, in dem auch Kuren durchgeführt werden. Die Patienten stammen überwiegend aus den sozialen Unter-
schichten, und sie kommen hauptsächlich wegen chronischer Ge-

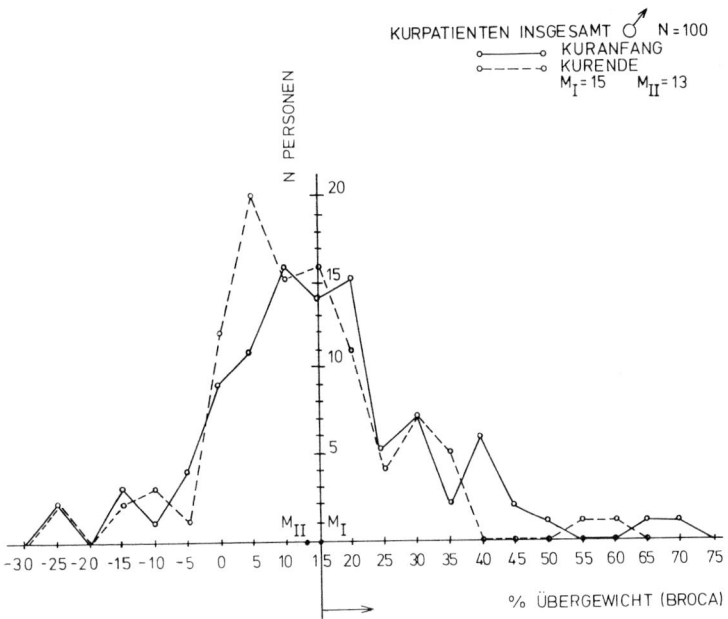

Abb. 2. Veränderung der Gewichtsverteilung von 100 Kurpatienten zu Kurbeginn und Kurende; Patienten der Studie rechts der Mittellinie

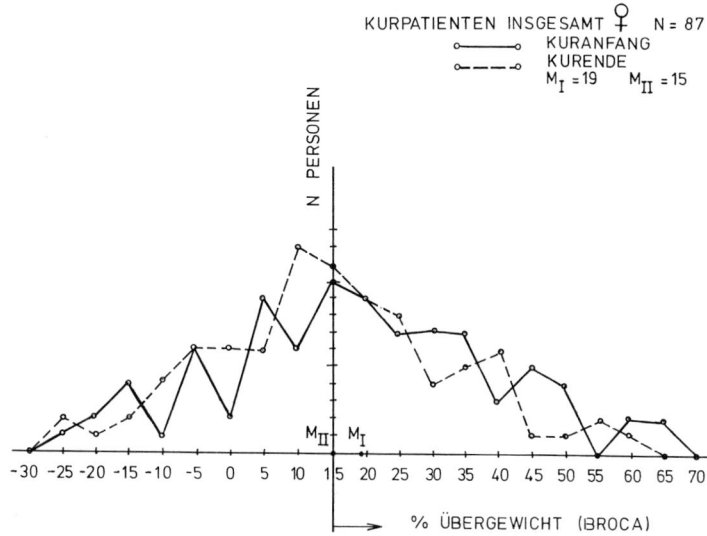

Abb. 3. Veränderung der Gewichtsverteilung von 87 Kurpatienten zu Kurbeginn und Kurende; Patienten der Studie rechts der Mittellinie

fäßleiden und Arthrose, deren Symptomatik wegen der häufig bestehenden Adipositas verschlimmert wird. Aus diesem Grunde wird bei der Durchführung der Kur großer Wert auf eine effektive und anhaltende Gewichtsreduktion verwendet. In ihrem durchschnittlichen Übergewicht übertreffen die Frauen mit etwa 19%, die Männer mit etwa 15% den Broca-Index. Am Kurende haben die Frauen im Schnitt 15%, die Männer 13% erreicht, was einer Reduktion von 4 bzw. 3% entspricht (Abb. 2–5). Patienten, deren Gewicht über 15% Broca liegt, werden – neben der Durchführung einer Diät – zu den Gesprächskreisen eingeladen, in denen unter anderem ein Selbstkontrollprogramm (Hellauer 1982) durchgeführt wird. Wie die statistische Analyse (Zöfel 1985) zeigt, liegt die durchschnittliche Gewichtsabnahme dieser Gruppe mit über 7% signifikant höher als die Kontrollgruppe. Verbunden mit der Gewichtsabnahme kommt es zu einer Veränderung von Selbst- und Idealbild, was mit Hilfe des beschriebenen Videotests gemessen wurde. Während im allgemeinen das Idealbild von extremer Bild-

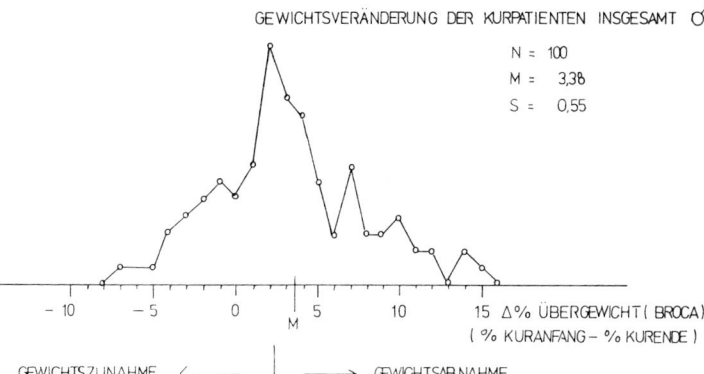

Abb. 4. Verteilung der Gewichtsveränderung im Laufe der 4–6wöchigen Kur, Kurpatienten männlich

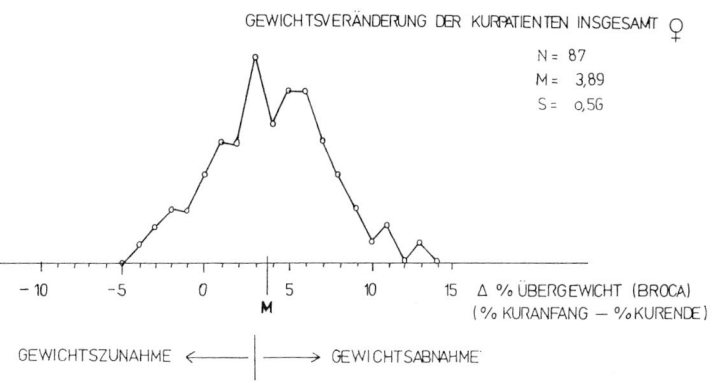

Abb. 5. Verteilung der Gewichtsveränderung im Laufe der 4–6wöchigen Kur, Kurpatienten weiblich

verzerrung ins Schlankere im Laufe der Kur in die Nähe des Real-bildes rückt, wird das Selbstbild tendenziell realistischer.

Dies gilt nicht für Patienten, die an den Gewichtsgruppen teilge-nommen haben. Ihr Selbstbild ist am Kurende zur dünneren Seite hin verschoben, also unrealistischer geworden. Untersucht man

73

Tabelle 1. Statistiken von Gewichtsveränderungen ($\Delta \ddot{U}\%$), von Ideal- (I) und Selbstbild (S) und deren Veränderung im Laufe der Kur (ΔI, ΔS) mit Angabe von Signifikanzen in den Zwischenzeilen ($p > 0,05 \cong 0,05$ nicht signifikant, $p < 0,05$ und $p < 0,01 \cong$ signifikant, $p < 0,001 \cong$ sehr signifikant). Statistik der Gesamtgruppe der Adipösen, Übergewicht $\geqq 15\%$ Broca; darunter Männer und Frauen gesondert. Zum Vergleich von Versuchs- und Kontrollgruppen ($VM+F$, VM, VF und $KM+F$, KM, KF) mit den Kontrollgruppen KO

		$\Delta \ddot{U}\%$	$I1$	p	$I2$	ΔI	$S1$	p	$S2$	ΔS
M + F	V n=74	7,3 (2,8)	1,58 (0,29)	< 0,001	1,36 (0,28)	0,22 (0,05)	1,03 (0,19)	< 0,01	1,17 (0,26)	− 0,13 (0,05)
	p	< 0,05				< 0,01	> 0,05		< 0,05	< 0,001
	K n=39	6,0 (3,4)	1,59 (0,25)	< 0,001	1,34 (0,27)	0,25 (0,06)	1,1 (0,19)	> 0,05	1,07 (0,23)	0,02 (0,04)
	p	> 0,05			< 0,1				> 0,05	
	KO n=31	6,9 (2,5)	—	> 0,05	1,55 (0,29)	—	—		1,13 (0,17)	—
M	V n=50	7,4 (2,9)	1,57 (0,3)	< 0,001	1,35 (0,28)	0,22 (0,04)	1,02 (0,19)	< 0,001	1,17 (0,25)	− 0,15 (0,04)
	p	> 0,05			> 0,05	< 0,001				< 0,001
	K n=24	6,4 (3,9)	1,53 (0,29)	< 0,001	1,25 (0,24)	0,28 (0,06)	1,09 (0,17)	> 0,05	1,02 (0,21)	0,06 (0,05)
	p				< 0,01				> 0,05	
	KO n=21	7,4 (2,1)	—	> 0,05	1,49 (0,29)	—	—		1,1 (0,2)	—

Tabelle 1 (Fortsetzung)

		ΔÜ%	I1	p	I2	ΔI	S1	p	S2	ΔS
F	V n=24	7,9 (1,3)	1,59 (0,15)	< 0,01	1,38 (0,27)	0,22 (0,06)	1,06 (0,2)	> 0,05	1,16 (0,28)	– 0,1 (0,06)
	p	< 0,001	> 0,05		> 0,05	< 0,05	> 0,05			< 0,01
	K n=15	5,4 (1,6)	1,68 (0,23)	< 0,05	1,48 (0,27)	0,2 (0,09)	1,11 (0,22)	> 0,05	1,15 (0,26)	– 0,04 (0,04)
	p				> 0,05					
	KO n=10	5,9 (2,9)	–		1,68 (0,27)	–	–		1,16 (0,13)	–

dieses Ergebnis in Hinblick auf Geschlechtsunterschiede, stellt man fest, daß dies für Männer und Frauen gilt und auch für die Frauen der Kontrollgruppe KF, nicht aber für die Männer der Kontrollgruppe KM. Nur die Kontrollmänner schätzen sich am Kurende sehr signifikant realistischer ein als am Kuranfang. Die Versuchsgruppe der Männer und der Frauen zusammgenfaßt (VM + F) hat signifikant mehr Gewicht verloren als die Kontrollgruppe der Männer und Frauen zusammengefaßt (KM + F; Tabelle 1), wobei Frauen den entscheidenden Beitrag dazu leisten.

Das Idealbild ergab am Kurende keinen signifikanten Unterschied zwischen den einzelnen Gruppen. Lediglich eine eigens zu diesem Test herangezogene Kontrollgruppe 0, die ihr Idealbild nur am Kurende bestimmt hat, verhielt sich signifikant anders und glich eher dem Idealbild der Versuchs- und Kontrollgruppe am Kurbeginn. Hieraus läßt sich auf einen testspezifischen Wiederholungseffekt schließen. Nur beim ersten Mal werden in Videotests extrem hohe und unrealistische Werte des Idealbildes eingestellt.

Innerhalb der Gesamtgruppe (VM + F und KM + F) verändert sich das Idealbild signifikant zum Realistischen, wobei sich die beiden Gruppen nicht signifikant unterscheiden. Vergleicht man die KM mit der VM, so hat die Kontrollgruppe der Männer ihr Idealbild signifikant stärker reduziert. Dies gilt nicht für Frauen, wo es sich umgekehrt verhält. Die Versuchsgruppe der Frauen hat ihr Idealbild signifikant stärker reduziert.

Für das *Selbstbild* gilt, daß die Gesamtversuchsgruppen (VM + F) ihr Selbstbild signifikant ins unrealistisch Schlankere hinein verschoben hat, was für die Gesamtkontrollgruppe (KM + F) nicht gilt, und dabei ein signifikanter Unterschied besteht. Vergleicht man nur die Männer der Versuchsgruppe und der Kontrollgruppe miteinander, so hat wiederum die Versuchsgruppe ihr Selbstbild signifikant verändert, und zwar zum Unrealistischen, wobei zwischen Kontroll- und Versuchsgruppe der Männer ein signifikanter Unterschied besteht.

Tendenziell haben sich die beiden Frauengruppen, wenn auch nicht signifikant, zum Unrealistischen hin verändert, die Versuchsgruppe (VF) allerdings signifikant stärker.

Für die Veränderung des Selbstbildes gilt ein signifikanter Unterschied innerhalb der Kontrollgruppe zwischen Männern und

Frauen, da die Frauen sich zum Unrealistischen und die Männer sich zum Realistischen hin verändert haben.

Für die Kontrollgruppe 0, die ihr Selbstbild erst am Kurende bestimmt hat, ergibt die Selbsteinschätzung keinen signifikanten Unterschied zur Versuchs- und Kontrollgruppe.

Interpretation

Bezüglich der Gewichtsabnahme erscheint die Kur in Gauting wenig effektiv. Auch die Teilnahme an den Gewichtsgruppen ist, in kg ausgedrückt, gegenüber den Kontrollgruppen mit 1 kg zusätzlicher Gewichtsabnahme wenig ergiebig. Die signifikante Reduzierung des Idealbildes hängt eindeutig weder mit der Kur noch mit der Gewichtsreduktion oder der Gesprächstherapie zusammen, sondern ist eine Folge der wiederholten Videokonfrontation. Dies folgt aus der Tatsache, daß die K 0 bei der ersten Messung am Kurende gleiche Idealwerte hatte wie die Versuchs- und Kontrollgruppe am Kurbeginn.

Der in der Literatur beschriebene Zusammenhang zwischen Gewichtsreduktion und realistischem Idealbild (Collins 1983) ist nach unseren Ergebnissen ein Artefakt der Testwiederholung. Aus der Tatsache, daß die therapierte Gesamtversuchsgruppe (VM + F) ein signifikant unrealistisch schlankeres Selbstbild im Vergleich zur nichttherapierten Gesamtkontrollgruppe (KM + F) hat, schließen wir, daß diese Gruppe durch die therapeutische Arbeit sensibler und optimistischer gegenüber dem Gewicht geworden ist. Dies könnte sich in unserer Nachkontrolle als prognostisch günstiger Faktor für den weiteren Verlauf der Gewichtsentwicklung erweisen. So deuten wir auch die Annäherung an das leicht unrealistische Selbstbild der Normalgewichtigen. Demgegenüber hinkt die Kontrollgruppe der Männer (KM) in ihrer Selbsteinschätzung dem tatsächlichen Gewichtsverlust nach, indem sie sich signifikant dicker einschätzen als die Versuchsgruppe der Männer (VM). Dieses Festhalten am alten Selbstbild läßt sich als unsensible und pessimistische Haltung dem eigenen Körper gegenüber beschreiben. Deutlicher ist dieser Effekt bei den Männern der Versuchsgruppe nachweisbar. Aus der gegensätzlichen Tendenz der Männer-

Tabelle 2. Statistiken von Selbstbild zu Kurbeginn (*S1*) und Kurende (*S2*) und dessen Veränderung (*S*) bei extrem Adipösen (Übergewicht ≥ 30% Broca) im Vergleich zwischen Versuchs- und Kontrollgruppen der Männer (*VM, KM*) und der Frauen (*VF, KF*) mit Fallzahlen (*n*)

		S1	S2	ΔS
VM	$n = 17$	1,04	1,17	−0,14
KM	$n = 7$	1,07	0,9	0,17
VF	$n = 13$	1,03	1,19	−0,07
KF	$n = 10$	1,08	1,14	−0,04

Kontrollgruppe (KM) zu allen anderen und speziell der Frauen-Kontrollgruppe (KF) schließen wir, daß die Männer unserer Studie ganz allgemein ein weniger flexibles und gleichgültigeres Verhältnis zu ihrem Körperbild haben und ohne die Teilnahme an unterstützenden therapeutischen Maßnahmen an ihrem Selbstbild starr festhalten. Bei extrem Adipösen, deren Daten wir gesondert betrachtet haben, wird diese Tendenz überdeutlich (Tabelle 2).

Zusammenfassung

Ein unerwarteter und uns wichtig erscheinender Aspekt dieser Studie ist das Ergebnis, daß es für die persönliche Konfrontation mit dem Medium Video einen „Noviceneffekt" gibt, der sich offenbar nur auf die Einstellung des Idealbildes auswirkt. Von diesem Effekt wird die Reliabilität eines wiederholten Tests stark in Frage gestellt. Wir deuten dies so, daß die Einstellung des Idealbildes vor allem von kognitiven Faktoren bestimmt wird. Dies gilt nicht für das wesentlich stabilere Selbstbild, das, wie man aus der verstärkt unrealistischen Einstellung am Kurende erkennen kann, sich der bewußten Steuerung entzieht.

Literatur

Allebeck P et al. (1976) Body image. J psychosom Res 10

Collins JK, Sutton JE et al. (1983) Body percept change in obese females after weight reduction therapy. J Clin Psychol Vol 39, No 4

Epstein S (1979) Entwurf einer integrativen Persönlichkeitstheorie. In: Filipp S-H (Hrsg) Selbstkonzept-Forschung. Klett-Cotta, Stuttgart

Head H (1920) Studies in Neurologie. Vol I, London

Hellauer D (1982) Selbstkontrolle des Übergewichts. Unveröffentlichtes Vortragsmanuskript der Arbeitstagung „Gesundheitstraining"

Meermann R (1984) Die Videoverzerrtechnik. Vortragsmanuskript IAAP Tagungsbericht, Bern

Neubauer WF (1976) Selbstkonzept und Identität im Kindes- und Jugendalter. Reinhardt, München

Paulus P (1986) Körpererfahrung und Selbsterfahrung. In: Bielefeld J (Hrsg) Körpererfahrung. Hogrefe, Göttingen

Schilder P (1923) Das Körperschema. Intern Univ Press, Berlin

Zöfel P (1985) Statistik in der Praxis. Unitaschenbücher 1293. G. Fischer, Stuttgart

Technik

Die videounterstützte Patientenüberwachung

J. RONGE

In vielen Bereichen unseres Lebens akzeptieren wir den Einsatz technischer Hilfs- und Überwachungsmittel, wenn dadurch Menschen vor einer Gefahr beschützt und diejenigen, die für den Schutz verantwortlich sind, ihre Aufgabe mit technischer Unterstützung besser erfüllen können, weil lückenloser und sicherer.

Auf jeder somatisch-medizinischen Intensivstation werden vital gefährdete Kranke technisch und pflegerisch überwacht. Aber sind wir vorurteilsfrei genug, eine technische Überwachung in der Psychiatrie als Hilfe für das Pflegepersonal und als zusätzliche Sicherheit für den Kranken zu akzeptieren?

Im Jahre 1980 haben wir auf der 5. Tagung des Internationalen Arbeitskreises für Audiovision in Psychiatrie und Psychotherapie in Erlangen die „Elektronische Sitzwache – eine Videoüberwachung mit Bettenverlaßkontrolle" (Ronge 1982) vorgestellt, die wir kurz zuvor auf der Akutstation der Psychiatrischen Klinik Ludwigsburg eingeführt hatten.

Heute, nach 7jähriger Erfahrung, unterziehen wir den Einsatz der „elektronischen Sitzwache" (ESW) einer kritischen Würdigung und geben technische Verbesserungen an.

Der damals gewählten provozierenden Bezeichnung „elektronische Sitzwache" ist die etwas sachlichere und emotionsfreiere Bezeichnung „videounterstützte Patientenüberwachung" gewichen.

Die bisherige technische Ausstattung der „Elektronischen Sitzwache" (ESW)

In drei der zu überwachenden Krankenzimmer sind jeweils eine Kamera, ein Infrarotscheinwerfer und zwei Bodensensoren montiert, im Pflegedienstzimmer der dazugehörige Monitor, ein VHS-Recorder und die Alarmzentrale. Die Videoüberwachung ist bei Tages- und Kunstlicht sowie Dunkelheit möglich. Jede der drei Kameras ist mit einem Ultricon-Aufnahmerohr ausgerüstet, dessen spektrale Empfindlichkeit bis weit in den unsichtbaren Infrarotbereich geht.

Bei absoluter Dunkelheit im Raum ist mit Hilfe des Infrarotscheinwerfers ein ausreichend klares und scharfes Bild auf dem Kontrollmonitor im Pflegedienstzimmer zu sehen. Die Infrarotquelle strahlt keinerlei sichtbares (rotes) Licht ab, so daß der Raum für das Auge des Kranken völlig dunkel bleibt.

Die Bodensensoren sind einige Zentimeter über dem Fußboden an den gegenüberliegenden Ecken einer Zimmerwand als Betten-Verlaß-Kontrolle montiert. Über Spezialspiegel im Innern der Geräte entstehen je 10 fächerförmige sensible Zonen und 9 Kontrollzonen, die in 2 Ebenen einander kreuzen. Diese Fächer sind nicht Ausdruck unsichtbarer Strahlen, sondern charakterisieren rezeptive Zonen, die auf Bewegung und Wärme ansprechen.

Funktionsweise der ESW

Sind die Videoüberwachung und die Bodensensoren eingeschaltet, so kann sich der Patient im Bett weiterhin bewegen, ohne Alarm auszulösen. Erst wenn der Kranke das Bett verläßt oder eine andere Person in das dichte „Netz" sensibler Zonen tritt, gibt es optischen und akustischen Alarm im Pflegedienstzimmer. Dieses Sensor-Alarm-System bezeichneten wir als „Betten-Verlaß-Kontrolle". Sie kann völlig autonom, d.h. unabhängig vom Videosystem betrieben werden (Ronge 1982).

Erfahrungen des Pflegepersonals mit der patientenbezogenen Anwendung der Videoüberwachung

Anfänglich lief die Videoüberwachung praktisch rund um die Uhr, ohne daß hierfür immer eine Notwendigkeit bestand. Später erfolgte insbesondere tagsüber ein mehr gezieltes Einschalten der Anlage, zum Teil nur stundenweise, um z. B. einen vorübergehend fixierten Patienten nicht aus den Augen zu lassen.

Oft wurde auch nur kurz eingeschaltet, um sich über eine Situation in einem bestimmten Zimmer zu informieren.

Abends oder nachts bei Exazerbationen akuter psychotischer Erregungs- und Verwirrtheitszustände oder bei Patienten mit akuter Suizidalität oder bei einem Neuzugang mit unklarem akuten Zustandsbild lief die Videoanlage für mehrere Stunden, nicht selten die ganze Nacht hindurch. Nachts, wenn nur zwei Pflegekräfte auf der Akutstation arbeiten, ist die Videoüberwachung von den Mitarbeitern als echte Hilfe empfunden worden, als mehr Sicherheit für das Personal und den oder die Patienten.

Die Monitorüberwachung ersetzt aber *keinesfalls* die routinemäßige persönliche pflegerische Betreuung der Kranken, sondern ermöglicht vielmehr eine gezielte menschliche und/oder medikamentöse Hilfe.

Anfänglich zeigten sich die Mitarbeiter teils skeptisch, teils interessiert gegenüber der Überwachungsanlage. Im Laufe der Zeit wollten Schwestern und Pfleger die Anlage nicht mehr missen. Als die technische Hilfsüberwachung in letzter Zeit nur teilweise funktionsfähig war oder zeitweilig überhaupt nicht mehr benutzt werden konnte, äußerten sich die pflegerischen Mitarbeiter hierüber enttäuscht.

Zur Frage der Akzeptanz der Videoüberwachung durch Patienten

Es hat sich gezeigt, daß die Kameras, Infrarotscheinwerfer und Bodensensoren in den drei überwachbaren Räumen von den Kranken in der Regel problemlos akzeptiert wurden.

Verwirrte, desorientierte und delirante Patienten blieben völlig unbeeindruckt von der Technik. Kranke, die sich verfolgt, beobachtet *und* abgehört fühlten, bezogen die real sichtbaren technischen Ausrüstungsgegenstände in ihrem Zimmer nicht in ihr Wahngebäude ein, sondern zeigten eine neutrale Haltung gegenüber diesen Gegenständen.

Auch andere schwer Psychosekranke mit einer endogendepressiven Phase und Suizidalität empfanden die technischen Geräte in ihrem Zimmer nicht als psychische oder psychologische Belastung. Kranke mit einer gereizten Manie waren ebenfalls nicht zusätzlich irritiert durch die Kamera oder die Infrarotquelle. Im Rahmen eines Erregungszustandes wurden gelegentlich verschiedene Dinge im Krankenzimmer beschädigt, auch die Bodensensoren, nicht aber gezielt und ausschließlich. In einem Fall störte eine junge Frau mit einer abklingenden Manie mit noch hypoman-reizbaren Zügen die Kamera so sehr, daß sie kurz entschlossen das Objektiv mit Farbe übermalte.

Zwei Patientinnen wurden auf ihren ausdrücklichen Wunsch aus einem Überwachungszimmer herausgenommen.

Von einer zu vernachlässigenden kleinen Zahl von Patienten abgesehen, die gegen die Kamera im Zimmer oder ein Mitüberwachtwerden protestierten, kann bei der großen Mehrheit der Kranken von einer problemlosen Akzeptanz der Videoüberwachung ausgegangen werden. Angehörige äußerten Verständnis für eine zeitweilige stationsinterne Videoüberwachung eines Krankenzimmers.

Nach wie vor gilt die anfänglich gesammelte Erfahrung: Je (psychose-) kränker und damit überwachungsbedürftiger, um so weniger stört den Betreffenden die Kamera im Zimmer. Andererseits läßt sich sagen: Je gesünder, desto eher hat sich der eine oder andere Patient nach der Notwendigkeit der Überwachung erkundigt – wohl auf dem Hintergrund eines unbehaglichen Gefühls. Nachdem ihm die Anlage erklärt worden war, konnte sich der Betreffende in der Regel mit der Situation zufrieden geben.

Was hat die videounterstützte Patientenüberwachung bewirkt?

Genau genommen wissen wir nicht, was durch die videounterstützte Patientenüberwachung an ernsten Zwischenfällen verhindert worden ist. Aber auch bei einer Sitzwache, die von einer

Schwester, einem Pfleger oder einer Hilfsperson geleistet wird, können wir in der Regel nicht angeben, was durch diese Maßnahme an Komplikationen vermieden werden konnte. Ernste Zwischenfälle haben sich während der technischen Überwachung nicht ereignet. So gab es in den überwachten Räumen keinen Suizidversuch, keinen Sturz aus dem Bett, kein Hinfallen beim Versuch, das Bett zu verlassen oder ähnliches.

In nichtüberwachten Patientenzimmern traten hingegen im Laufe der Jahre vereinzelt die genannten Zwischenfälle auf.

Störanfälligkeit der Bodensensoren und des Recorders

In den letzten 2 Jahren erwiesen sich die Bodensensoren und der Recorder als störanfällig, so daß die Anlage nicht immer voll funktionsfähig war. Die Bodensensoren wurden durch das Verrücken der Betten und Nachttische beschädigt. Vereinzelt stießen auch erregte Patienten mit dem Fuß gegen die Sensoren. Der Recorder, der oft pausenlos mit reduzierter Geschwindigkeit, sozusagen in Alarmbereitschaft, mitlief, zeigte alsbald Verschleißerscheinungen. Er mußte repariert und häufig gewartet werden. Hin und wieder war eine Infrarotquelle zu erneuern.

Modifikation bzw. technische Verbesserungen der Überwachungsanlage

Zur Zeit wird die videounterstützte Patientenüberwachung auf eine weniger störanfällige Technik umgestellt. Als wesentliche Neuerungen im Pflegedienstzimmer sind ein Videosensor (VS) mit Bildspeicher (BS) und ein neuer handelsüblicher VHS-Recorder zu nennen. Das Patientenzimmer bleibt mit einer Videokamera (K) und einem Infrarotscheinwerfer (IR) ausgerüstet. Die Kamera ist mit einem Ultricon-Aufnahmerohr und einem Weitwinkelobjektiv bestückt (Abb. 1).

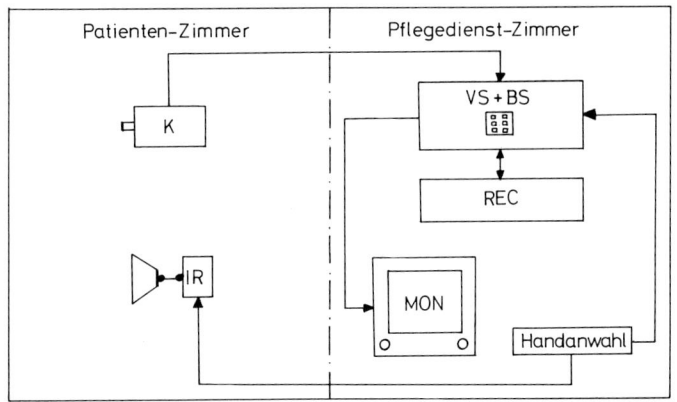

Abb. 1. Videounterstützte Patienten-Überwachung. *K:* Kamera; *IR:* Infrarotlicht; *VS:* Videosensor; *BS:* Bildspeicher; *Rec:* Videorecorder; *Mon:* Alarm-Monitor

Funktionsweise des Videosensors, der videosensitiven Auswerteeinheit

Der Videosensor ist ein Mikrocomputer. Er speichert das ihm zugeführte Videosignal und unterteilt die zu überwachende Szene in 1 024 (32 × 32) unabhängig voneinander programmierbare Rasterfelder. Über ein Tastenfeld läßt sich der Cursor, der Blinker, bewegen, und mit dessen Hilfe eine beliebige Alarmzone oder Referenzzone markieren. Der markierte Bereich wird anschließend auf „empfindlich" programmiert. Der sensible Bereich reagiert auf Helligkeitsveränderungen oder Bewegungen, die dadurch eintreten können, daß jemand mit seinem Körper, der Hand oder dem Fuß in die Alarmzone gerät oder Sonnen- oder Kunstlicht – Einschalten einer hellen Lichtquelle (z. B. einer Lampe) – in die empfindliche Zone fällt. Um plötzlich einfallendes helles Licht als Fehlalarmquelle auszuschalten, kann man diese von vornherein als Referenzzone festlegen, d. h. der Videosensor registriert Helligkeitsänderungen in diesem Bereich, z. B. einer Lampe, eines Fensters, *nicht* als alarmrelevant (Abb. 2).

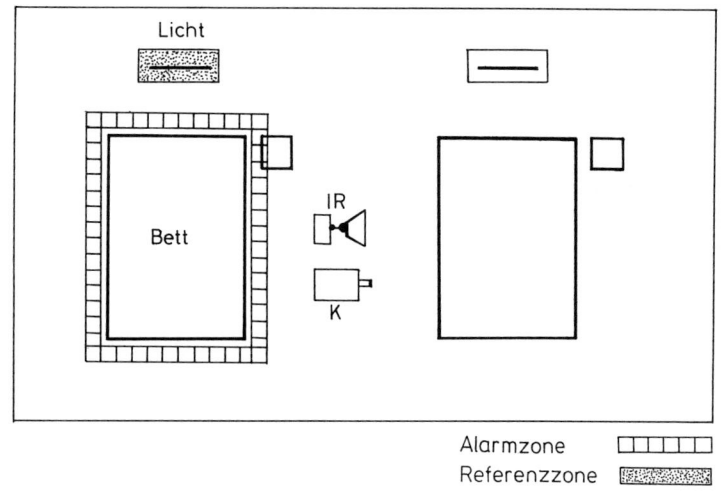

Alarmzone ⬜⬜⬜⬜⬜⬜
Referenzzone ▓▓▓▓▓▓

Abb. 2. Patienten-Zimmer. Bett mit bzw. ohne programmierter Alarm- und Referenzzone

Auslösen und Melden einer Alarmsituation

Gelangt z. B. ein Patient, in dem er sich im Bett aufsetzt oder das Bett verläßt, in die programmierte Alarmzone, so wird sofort nach Alarmauslösung ein Einzelbild im Bildspeicher festgehalten, fixiert. Etwa 2 Sek. nach Alarmauslösung erreicht der betriebsbereite („stand by") VHS-Recorder seine Aufnahmegeschwindigkeit. Zuerst zeichnet er das im Bildspeicher fixierte Videosignal und dann die weitere Alarmsituation in Echtzeit auf. Die Alarmsituation löst auch unmittelbar akustische und optische Signale im Pflegedienstzimmer aus.

Stellungnahme des Pflegepersonals zur technischen Modifikation der Videoüberwachung

Diese technische Variante der bisherigen videounterstützten Patientenüberwachung wurde kürzlich dem Pflegepersonal vorgeführt. Erfahrungen der Mitarbeiter im Umgang mit dieser neuen Technik liegen somit noch nicht vor.

Begrüßt wurde, daß die Bodensensoren entfallen und der Recorder nicht mit reduzierter Geschwindigkeit mitlaufen muß und damit verschleiß- und wartungsfreier sein wird als bisher. Die neue Überwachungsversion erscheint insgesamt weniger störanfällig. Die Alarmzonen lassen sich flexibel, auf den Einzelfall zugeschnitten, elegant programmieren. Beim alten System war der gesamte Fußbodenbereich als Alarmzone ausgelegt. Jetzt kann man das Zimmer betreten, ohne Alarm auszulösen, wenn eine alarmempfindliche Zone z. B. nur unmittelbar um ein Bett herum gelegt wird und der übrige Raum alarmunempfindlich bleibt. Das Bett, das Fenster, der Heizkörper oder eine Lichtquelle sind als Alarm- oder Referenzzone, d. h. als alarm- oder alarmunempfindlicher Bereich, programmierbar.

Schlußbemerkungen

Mehrjährige Erfahrungen beim Einsatz einer videounterstützten Patientenüberwachung auf einer psychiatrischen Akutstation zeigen, daß die Möglichkeit einer technischen Patientenüberwachung vom Pflegepersonal als Hilfe, als Ergänzung empfunden wird beim Wahrnehmen von Betreuungs- und Beaufsichtigungsaufgaben gegenüber Schwerkranken. Patienten begegneten in der ganz überwiegenden Zahl der Fälle den Überwachungsgeräten im Zimmer mit Indifferenz. In einzelnen Gesprächen mit Patienten nach Abklingen der akuten Krankheitsphase wurde im Nachhinein bestätigt, daß sie anfänglich die Geräte gar nicht bemerkten und diese später nicht als störend empfanden. Einige wenige Patienten berichteten, daß sie sich irritiert fühlten, als sie die Geräte wahrnahmen und nicht wußten, wo und von wem die Aufnahmen gesehen wurden. Nach einer entsprechenden Information durch Mitarbeiter aus dem Pflegebereich oder durch den Stationsarzt ließ sich in der Regel diese Irritation auflösen.

Zusammenfassung

Bei intensiv zu überwachenden psychisch Kranken wurden die Überwachungsgeräte – soweit wir dies feststellen konnten – nicht als zusätzliche psychische oder psychologische Belastung erlebt. Von den pflegerischen Mitarbeitern wurde die technische Überwachungshilfe als eine wesentliche Erleichterung bei der Wahrnehmung von Beaufsichtigungs- und Betreuungsaufgaben akut suizidgefährdeter, psychotisch erregter und verwirrter sowie vorübergehend fixierter Patienten empfunden.

Eine Videoüberwachung kann allerdings niemals die personale Betreuung psychisch Kranker ersetzen, wohl aber bei Personalknappheit oder in personalverdünnten Arbeitszeiten, z. B. in der Nacht, zu einem gezielten und rationellen Einsatz der Mitarbeiter beitragen.

Aufgrund der positiven Erfahrungen wird die videounterstützte Patientenüberwachung beibehalten bzw. verbessert. Die störanfällig gewordenen Teile der technischen Anlage, insbesondere die Bodensensoren, werden durch einen Videosensor ersetzt, der ein Programmieren alarmempfindlicher und -unempfindlicher Zonen erlaubt.

Literatur

Ronge J (1982) Die elektronische Sitzwache. Eine Video-Überwachung mit Betten-Verlaß-Kontrolle bei psychisch Schwerkranken. In: Kügelgen B (Hrsg) Video und Medizin. Perimed-Fachbuch-Verlagsgesellschaft, Erlangen

Technische Aspekte – Überblick

G. Gütt

Einleitung

Die derzeitige Entwicklung in der Videotechnik zeichnet sich dadurch aus, daß gerade hier das Tempo von Jahr zu Jahr rasanter wird. Auf der anderen Seite wächst das Ausmaß der technischen Perfektion. Das hat zur Folge, daß die technischen Verbesserungen zunehmend teurer werden. Für den Nutzer bedeutet es, daß seine Kaufentscheidung immer schwieriger wird, weil er in immer kürzeren Abständen mit Neuigkeiten konfrontiert wird und andererseits mit der Preisentwicklung kaum noch Schritt zu halten ist. Jeder Käufer muß sich als allererstes festlegen, ob er im sog. Konsumbereich oder dem semiprofessionellen Bereich arbeiten will. Gerade in Anbetracht der extremen Kostenentwicklung wird der professionelle Bereich praktisch nur den Sendeanstalten vorbehalten bleiben (öffentlich-rechtlich und privat).

Kamera

Diese Dreiteilung in Konsumklasse, semiprofessionelle und professionelle Anwendung gilt gerade auch für die Kameras. Spezialkameras für den professionellen Bereich kosten viele hunderttausend Mark und scheiden für die Anwendung von Kliniken ganz sicher aus. Am anderen Ende des Spektrums gibt es schon sehr preisgünstige Kameras, sie arbeiten nach dem Halbleiter-Aufnahmesystem und besitzen keine Röhren mehr. Unterschiedliche Preise kommen vornehmlich durch Variationsmöglichkeiten, aber nicht durch Veränderungen in der Aufnahmequalität zustande. Die erstellten Videoaufnahmen eignen sich vornehmlich für Monitoring oder unmittelbare Bandaufzeichnung, jedoch weniger für Bandbearbeitung. Spezialanwendungen sind Kameras für den Low-Lux-Bereich und mit Restlichtverstärkung, wie man sie z. B. im Bereich der Schlafpolygraphie einsetzen kann. Durch eine sehr kurze Entladungszeit des Chips gibt es nun eine wesentliche Verbesserung bei der Bewegungsanalyse. Bei sehr schnellen Bewegungen ist auf dem Videostandbild bisher meist ein deutlicher Nachzieheffekt unvermeidbar. Dies gilt auch und gerade für Röhrenkameras. Bei den modernen Chip-Kameras ist dieser Nachzieheffekt praktisch verschwunden. Es lassen sich Bilder erstellen, die einer Belichtungszeit von 1/1 000 s entsprechen. Die von einer Videoaufzeichnung auf diese Weise anzufertigenden Bilder lassen sich per Videodrucker ausdrucken und besitzen eine bisher auch bei sehr aufwendigen Kameras nicht mögliche Schärfe.

Beabsichtigt man Bandbearbeitung, ist nach wie vor das Arbeiten mit 3-Röhren-Kameras sehr empfehlenswert. Die hochwertigen Kameras, auch noch im semiprofessionellen Bereich, verwenden Plumbikon-Röhren, die meisten semiprofessionellen 3-Röhren-Kameras arbeiten mit Satikon-Röhren. Grundsätzlich liegt der Vorteil der Röhrenkameras nur in der besseren Farbaufnahme. Bei der 3-Röhren-Kamera wird für jede der drei Grundfarben ein eigenes Aufnahmesystem zur Verfügung gestellt, die Farben werden über einen Prismenteiler aufgeteilt und über eine spezielle Farbmatrix ausgeglichen. Auf diese Weise wird eine wesentlich naturgetreuere Farbwiedergabe erreicht, als es eine Kamera erreichen kann, die für alle Farben nur *ein* Aufnahmesystem bereitstellt. Hierin besteht zwischen einer Chip-Kamera und einer 1-Röhren-Kamera kein Unterschied. Der Chip zeichnet im Gegensatz zur Röhre die Information digital auf. Entscheidender Nachteil war bisher die zu geringe Schärfe. Hatte eine Röhrenkamera eine Auflösung von über 700 Linien, kam der bisherige Chip auf allerhöchstens 370 Linien. Nun sind aber neue Kameras mit Chip-Systemen, die eine Auflösung von über 500 Linien verfügen, entwickelt worden. Eine solche Kamera wurde von JVC weiterentwickelt bis zu professionellem Niveau (KY 15). Diese Kamera kann mit einem professionellen S-VHS-Recorder verbunden werden zu einer professionellen S-VHS-Camcorder-Einheit. Dieses System

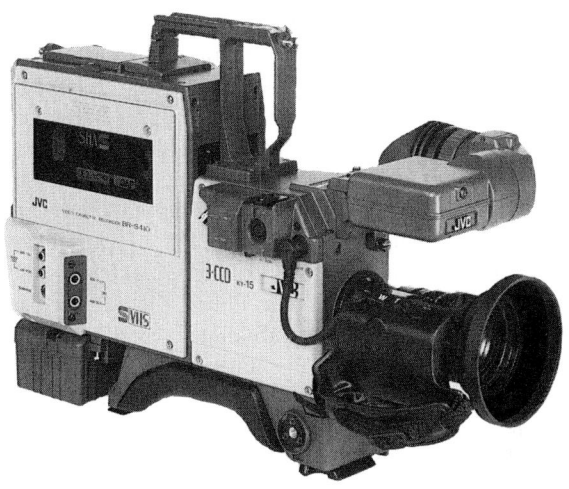

Abb. 1. Professioneller S-VHS Camcorder (schnittsteuerfähig). 3-CCD-Kamera mit angedocktem Recorder. Länge des gesamten Camcorder: je nach Objektiv 55–60,5 cm). Aufnahmedauer (Akku) auf 1 S-VHS-Kassette: 3 h

zeichnet sich durch hohe Qualität aus, die Bedienung ist einfach und durch eine einzelne Person möglich. Erhalten geblieben ist die lange Aufzeichnungsdauer bis zu max. 3 Stunden. Für viele Anwender gerade in psychiatrischen Kliniken, die sich neu einrichten, wird dieses System die ideale Lösung für die Zukunft darstellen. Ein solches System ist selbstverständlich auch portabel und kann für den mobilen Kamerabetrieb leicht verwendet werden (Abb. 1). Ein weiterer Vorteil des Chip-Systems liegt darin, daß die Bildschärfe über die ganze Bildfläche gleichmäßiger ist, während die Röhren-Kameras besonders in der Bildmitte eine gute Schärfe bieten, jedoch eine Schärfenabweichung am Bildrand unvermeidlich ist. Ein Chip ist ein Halbleiter und kann somit ausfallen wie jeder Transistor, er kennt aber keine Alterungs-, also keine Verschleißerscheinungen wie eine Röhre, deren Leistung mit der Zeit nachläßt. Ein weiterer wichtiger Vorteil, besonders für den nichtprofessionellen Anwender, besteht darin, daß das Einbrennrisiko bei der Chip-Kamera praktisch eliminiert werden kann.

Für den Studiobetrieb ist es in jedem Falle sehr empfehlenswert, einen Studio-Kamera-Monitor auf der Kamera zu installieren. Im Studiobetrieb ist unbedingt eine Fernbedienung des Objektives vorzusehen. Dies gelingt am besten über zwei gebogene Stäbe, die rechts und links aus dem Stativ der Kamera nach hinten herausragen. An der einen Seite ist eine manuelle Steuerung (über eine mechanische Welle) der Fokussierung ratsam, auf der anderen Seite eine Servosteuerung über einen stufenlos verstellbaren Antrieb des Zoombereiches von Weitwinkel bis Tele. Bei den Objektiven ist im professionellen Bereich ein 10fach-Zoom üblich. Gerade für den Psychiatriebereich, aber auch andere Aufnahmen, bei denen nicht unbegrenzt mit der Kamera an das Objekt herangegangen werden kann, empfiehlt es sich, wenn Detailaufnahmen gewünscht werden können, ein Objektiv mit Brennweitendoppler vorzusehen. Der Nachteil dieser Lösung ist, daß der Lichtbedarf anwächst.

Die Stromversorgung der Kamera kann ausgesprochen problematisch sein. Am besten ist im Studiobetrieb eine Stromversorgung vom Netz über Kamerasteuereinheit. Diese Kamerasteuereinheit ist in der Regie zu plazieren. Dort kann man am Monitor die einzelnen Werte der Kamera, insbesondere Weißabgleich, Schwarzabgleich, Konvergenz, Blendensteuerung anhand des Monitorbildes optimal einstellen. Dem Bediener der Kamera verbleibt dann nur noch die Kontrolle der Schärfe sowie die Wahl des Bildausschnittes und er kann sich ganz auf die Gestaltung des Bildes konzentrieren.

Bei der Betreibung einer Kamera außerhalb des Studios gibt es verschiedene Stromquellen: Weitverbreitet ist die Versorgung durch Akkus. Hierfür gibt es jedoch erhebliche Nachteile: Einmal ist die Betriebszeit sehr begrenzt, zum anderen gibt es erst jetzt bei den ganz neuen Kameras aus dem Sommer 1988 ein Anzeigegerät, das den Ladungszustand und damit die Versorgungslage einigermaßen erkennbar anzeigt. Bei den meisten Geräten wird erst das Fiasko, nämlich die nicht mehr gegebene Versorgung, angezeigt. Dies bedeutet dann das Ende der Aufnahme. Eine Alternative stellt das von uns entwickelte Videocar dar, das mit einer wieder aufladbaren Autobatterie arbeitet und beim Betrieb mit einer Kamera und einem Recorder eine Arbeitszeit für beide Geräte von mindestens 5 Std. garantiert (Abb. 2).

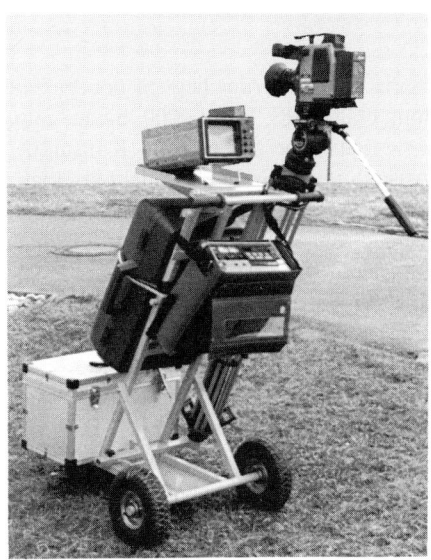

Abb. 2. Fahr- und lenkbares Videocar für den mobilen Betrieb, hier bestückt mit 3-Röhren-Farbkamera mit Raummikrofon, 12-cm-Farbmonitor, portabler U-matic-Recorder, Autobatterie (Aufnahmezeit bis 5 h)

Bei solch einem transportablen Betrieb, wie er besonders für Patientenaufnahmen vorkommen kann, ist ein Kamera-Monitor eher ungünstig, hier ist ein Okularsucher handlicher.

Gerade beim transportablen Betrieb erhebt sich die Frage eines Stativs. Grundsätzlich sollten Aufnahmen mit der Kamera aus der Hand so wenig wie möglich durchgeführt werden. Besonders bei Tele-Aufnahmen ist ein Stativ zwingend nötig. Bei der Wahl des Stativs gibt es extreme Kostendifferenzen. Ein solches Stativ soll handlich sein und leicht verstellbar. Wenn Aufnahmen mit Schwenks in horizontaler oder vertikaler Richtung beabsichtigt sind, ist ein hochwertiger Schwenkneigekopf mit einstellbarer Dämpfung unverzichtbar. Derartige Systeme sind technisch sehr aufwendig und überraschend kostspielig. Bei älteren Kameras konnte sich die Konvergenz verstellen, wenn sie mit fahrbarem Stativ über Schwellen oder unebenen Boden gefahren wurde.

Videorecorder

Die größte Problematik beim Videorecorder liegt in der Vielfalt der Systeme. VCR, VCR long play, VHS, Video 2000, Beta, 8 mm, VHS-C sind Beispiele für verschiedene Systeme im Konsumbereich, die untereinander (Ausnahme VHS/VHS-C) nicht kompatibel sind. Im semiprofesionellen Bereich stehen Standard U-matic, High band U-matic, Betacam, 1-Zoll-Systeme (B- und C-Format) sowie früher sogar 2-Zoll-Systeme zur Verfügung. Für diese Anwender stehen neue Systeme zur Verfügung: S-VHS und M II als Komponentensystem und das Betacam SP. Diese neuen Systeme sind mit keinem der früheren Systeme kompatibel. Das Entscheidende dieser neuen Systeme ist neben einer zunehmenden Videobandbreite (bis auf 1,6 MHz, s. u.) die getrennte Aufnahme von Helligkeit und Farbe. Dies erbringt eine wesentlich bessere Aufzeichnung, ist jedoch technisch auch viel aufwendiger. Entscheidend ist, daß man diesen technischen Vorteil nur gewinnen kann, wenn man die gesamte Videoanlage austauscht.

Es ergibt sich bedauerlicherweise für diese neuen Systeme eine Preisgestaltung, die für den medizinischen Bereich schon als sehr teuer bezeichnet werden muß, hiervon kann nur das neue S-VHS-System ausgenommen werden. Gerade deswegen wird von den neuen Systemen für die Anwender in psychiatrischen Kliniken vornehmlich das S-VHS-System von großem Interesse sein. Die Leistungsverbesserung mag man aus einigen kurzen technischen Daten ersehen: Das neue S-VHS-System bringt eine horizontale Auflösung von über 400 Linien (gegenüber 240 Linien im konventionellen VHS-System). Dies wurde erreicht, weil die Luminanz-Trägerfrequenz auf 5,4–7 MHz erhöht wurde (bei herkömmlichen VHS 3,8–4,8 MHz). Die Frequenzbreite konnte so von 1 MHz (herkömmliches VHS) auf 1,6 MHz (S-VHS) gesteigert werden. Diese Werte erklären das wesentlich bessere Bild, das ein S-VHS-System gegenüber dem herkömmlichen VHS-System zu liefern in der Lage ist. Voraussetzung für diesen enormen Qualitätsunterschied ist allerdings, daß auch der Monitor in der Lage ist, das Y/C-Signal aufzunehmen. Noch zwei weitere wichtige Verbesserungen bietet das neue S-VHS: Es handelt sich um eine Europanorm. Die Bänder sind untereinander in der Wiedergabe kompatibel, es spielt keine Rolle mehr, ob sie in PAL oder SECAM aufgezeichnet wurden. Auch die herkömmlichen VHS-Kassetten können auf jedem S-VHS-Recorder wiedergegeben werden, es findet also kein Generationenwechsel in dem Sinne statt, daß für die alten Kassetten ein eigenes System bereitgehalten werden muß.

Gerade für nicht opulent ausgestattete Beschaffungskassen ist von enormem Vorteil, daß die Portabelversion mit ihrer hohen Aufnahmezeit von 3 Std. zugleich schnittsteuerfähig ist. Dies ist mit sämtlichen U-matic-Recordern bisher nicht möglich gewesen und hat dazu geführt, daß ein Portabel-Recorder immer zusätzlich angeschafft werden mußte neben der Schneideeinheit.

Die anderen professionellen Systeme wie M II und Betacam SP sind wesentlich teurer und rechtfertigen für den Anwender in psychiatrischen Institutionen den enormen Mehraufwand, der ja nicht nur die Recorderseite, sondern das ganze Studio erfassen muß, bei kritischer Prüfung wohl kaum. Die Leistungsfähigkeit des neuen S-VHS-Systems ist sogar dem herkömmlichen U-matic-Highband überlegen und dürfte damit bis zur Einführung des digitalen Fernsehens als ausreichend und ideale Lösung für die Nutzer in den psychiatrischen Kliniken angesehen werden. Problematisch ist allerdings die Integration dieser neuen Technik in die herkömmliche Studiotechnik durch zahlreiche zusätzliche Geräte, die die verschiedenen Signale aneinander adaptieren. Allen herkömmlichen U-matic-Standard- oder U-matic-Highband-Benutzern sei daher angeraten, sich eine Umstellung des Studios auf S-VHS sehr wohl zu überlegen, da hiermit entweder enorme zusätzliche Kosten verbunden sind oder aber die bisherige Ausrüstung nicht mehr verwendet werden kann. Für diese Gruppe von Benutzern empfiehlt sich folgende Lösung: Die herausragenden Vorteile des professionellen S-VHS-Camcorders sind überzeugend und übertreffen jede herkömmliche Form der portablen Aufnahmesysteme, insbesondere bei Personalknappheit. Mit einem Synchronizer kann ein solches System auch an eine herkömmliche U-matic-Standard- oder U-matic-Highband-Anlage angeschlossen werden.

Am Anfang aller Überlegungen vor dem Kauf einer Videoanlage muß die Entscheidung stehen, welche Nutzung man anstrebt und – davon abhängig – für welches System man sich entscheidet. Diese beiden Entscheidungen sind später kaum mehr korrigierbar. Es ist sicher wünschenswert, auf einem möglichst hohen technischen Standard zu arbeiten, das schränkt aber die Verwendungsmöglichkeiten wegen der hohen Kosten ein. Wir schlagen daher vor, daß gerade für die gelegentlichen Nutzer zu prüfen ist, ob sie überhaupt eine Bandbearbeitung selber vornehmen wollen. Es kann durchaus sinnvoll und wesentlich kostengünstiger sein, lediglich Aufnahme- und Wiedergabesysteme zu besitzen und für die gelegentliche Bandbearbeitung sich in ein dafür geeignetes Studie einzumieten.

Für alle Mitglieder des IAAPP, die erste Erfahrungen mit der Videotechnik sammeln möchten, besteht auch die Möglichkeit, eine solche Aufnahme-Wiedergabe-Einheit zunächst einmal zu mieten, Einzelheiten können über den IAAPP erfragt werden.

Bei solch einer Aufnahme-Wiedergabe-Einheit bedarf es einer Kamera, eines Kontrollmonitors, einer guten Beleuchtung, einer guten Tonanlage und eines einzigen Videorecorders. Der Monitor kann ggf. sogar als Wiedergabegerät benutzt werden. Andere Wiedergabemöglichkeiten sind Großmonitore, die aber z.T. schon sehr teuer werden, insbesondere bei dem 91-cm-Monitor, dann Großbildprojektoren, die in der Einstellung etwas aufwendig sind und sehr viel Sorgfalt erfordern, dann aber (allerdings bei stark abgedunkeltem Raum) in der heute verfügbaren Lichtstärke ein ausgezeichnetes Bild zu liefern vermögen.

Studioaufnahmen, Tonprobleme

Die nach allen Erfahrungen schwierigsten Seiten der Aufnahme bestehen nicht in einer guten Bildqualität, diese läßt sich nach ausreichender Vorbereitung eigentlich immer erreichen. Viel schwieriger sind eine ausreichende, insbesondere Patienten nicht störende und keine Schatten gebende Beleuchtung, sowie ein guter Ton. Hier empfiehlt es sich, den Rat von Erfahrenen einzuholen, dies kann sehr viele Mühen und auch sehr viele Frustrationen ersparen. Ansteckmikrofone sind zwar aufwendig und manchmal auch lästig, jedoch in der Regel für einen guten Ton bei Gesprächen unverzichtbar. Bei mehreren Gesprächsteilnehmern, insbesondere wenn sie auch gleichzeitig sprechen, läßt sich mit einem Raummikrofon in der Regel kein verständlicher Ton mehr gewinnen.

Grundsätzlich bei Tonaufnahmen, ganz besonders aber bei einem Kommentarton, z. B. zu einem Videofilm, ist auf eine ausgezeichnete Tonqualität zu achten. Dies setzt auch geeignete räumliche Voraussetzungen voraus, insbesondere eine Ausblendung von Schallreflexionen und die Vermeidung jeglicher Nebengeräusche. Auch hiermit kann ein erheblicher Aufwand verbunden sein.

„Schneiden, Editieren"

Auch wenn man beim Videosystem immer von „Schneiden" spricht, so bedeutet dies natürlich immer Kopieren. Mit jeder Kopie ist aber ein deutlicher Qualitätsverlust unaufhaltsam verbunden. Die Installation eines Videostudios ist ein erhebliches technisches Problem, das man wirklich nur einem qualifizierten Fachmann übertragen kann. Oft sind Änderungen und Nachbesserungen unverzichtbar. Alleine schon deshalb ist es äußerst ratsam, den Kauf einer Videoanlage bei *einem* Händler vorzunehmen, da ansonsten fast regelmäßig die verschiedenen Vertragspartner sich gegenseitig die Verantwortung zuschieben. Die hohe Qualität des Videobildes und die rasche Verfügbarkeit sind bedingt durch die *physikalische* Bindung der audiovisuellen Abläufe im Gegensatz zum Film, der diese *chemisch* gebunden hat. Diese wesentlich bessere Leistungsfähigkeit wird erreicht durch einen enormen technischen Aufwand, der störanfällig ist. Eine Videoanlage muß gewartet und regelmäßig überprüft werden. Ob hierfür eigens ein Techniker einzustellen ist, ist eine Frage, die im Einzelfall zu entscheiden ist. Jedenfalls sollte ein für die Videoanlage kompetenter und mit ihr vertrauter, leistungsfähiger Techniker bereit stehen. Eine Videoanlage kann man nicht nach dem optischen Eindruck allein beurteilen. Tritt ein Fehler auf, so wird irgendwann einmal das Bild unerträglich schlecht. Die Störung läßt sich nur durch eine aufwendige Meßtechnik verfolgen und damit lokalisieren. Ein Time Base Corrector (TBC) kann das Videosignal korrigieren. Dies wird z. B. erforderlich, wenn ein Recordersignal und ein Kamerasignal gemischt werden. Solche Time Base Correctoren gibt es auch in einer sehr aufwendigen Form, so daß mit ihnen gleichzeitig auch digitale Tricks gestaltet werden können.

Sehr aufwendige Studios arbeiten mit Time Code. Diese ermöglichen ein sehr schnelles und ein sehr genaues Auffinden von definierten Bandstellen und erleichtern ganz erheblich den sehr genauen Schnittbetrieb. Für den medizinischen Routinebetrieb sind sie aber entbehrlich.

Videonormen

Schließlich ist auch zu beachten, daß es verschiedene Videonormen gibt. In Westeuropa weit verbreitet ist das nach Meinung der meisten Fachleute beste Systeme, das Pal-System. In Frankreich, in der DDR und in Osteuropa ist die Secam-Norm, in den USA und Japan die NTSC-Norm. Auch diese Normen sind untereinander nicht kompatibel. Ein Überspielen ist nur möglich durch einen sehr aufwendigen Wandler. Die wenigen Studios, die über einen solchen Wandler verfügen, berechnen in der Größenordnung pro Minute Überspielung einen Preis zwischen DM 7,– und 20,–.

Ausblick

Arbeiten mit Video wird immer weiter berufliche und freizeitliche Bereiche unseres Lebens erfassen. Bei steigender Verbreitung ist auch hier eine immer rasantere, aber auch zunehmend aufwendigere Technik zu erwarten. Damit wird die Kaufentscheidung für den Nutzer immer schwieriger.

Bei der Beschaffung einer Videoanlage ist es von eminenter Tragweite, den auch auf längere Sicht erwünschten Nutzungsrahmen vorher zu definieren. Falls man sich dazu nicht in der Lage sieht, ist Vorsicht geboten. Dann empfiehlt es sich, Erfahrungen einzuholen oder auch selber zu sammeln, in dem man entweder Leihgeräte benutzt oder sich nur auf Aufnahmen und Wiedergabe beschränkt. Die Bandbearbeitung, falls überhaupt notwendig, muß solange außer Haus stattfinden. Bei der Festlegung der Norm wird der Neubeschaffer jetzt als geeignetste Norm für den semi-professionellen Bereich das S-VHS-System wählen. Die darüber hinausgehenden professionellen Systeme sind sehr aufwendig und lohnen sich nur für den regelmäßigen Sendebetrieb. Die Konsum-klasse empfiehlt sich mehr für den gelegentlichen Anwender oder Amateurbetrieb. Schwierigkeiten treten auf bei Besitzern von Videoanlagen, die sich jetzt neue Teile hinzukaufen wollen. Hier ist eine Beratung nur im Einzelfall möglich.

Technische Perspektiven des Videos für Psychiatrie und Psychotherapie

H. KLUGE

Einleitung

Als George Orwell das Buch „1984" schrieb, hatten wohl nur wenige Leser über eine Umsetzung dieser Gedanken in tatsächliche Realität nachgedacht.

Wie sieht nun heute dieses „big brother is watching you" aus: Es beginnt beim Verlassen der Wohnung. Der optische Türspion ist durch einen elektronischen ersetzt worden. Auf dem Weg zum kameraüberwachten Parkhaus kommen wir am Spielplatz vorbei, den ein elektronisches Auge hausfrauengerecht erfaßt; kaum steuern wir unser Auto der ersten größeren Kreuzung zu, beobachtet uns die Kamera der Verkehrsüberwachungszentrale; und auch im Tunnel ist eine Kamera installiert, ebenso bei der Einfahrt auf das Firmengelände, dem Arbeitsbereich, beim Betreten der Sicherheitszone. Doch noch nicht genug: in den Kaufhäusern, auf Bahnsteigen der Untergrundbahnen, in Banken, im Flughafengebäude usw. Und wer glaubt, er wäre bei seinem Spaziergang über Wiesen und Felder allein, hat vermutlich gerade nicht an die Kameras in den Satelliten gedacht.

Seit Ende der sechziger Jahre hat nun auch die Videotechnik in die Psychiatrie Eingang gefunden und die Geräte haben bis heute eine stürmische Entwicklung mitgemacht (Miniaturisierung, Digitalisierung usw.). Was den Anwender am Anfang vielleicht skeptisch betrachten ließ, spielt heute keine Rolle mehr: die Größe und Unhandlichkeit der Geräte, die mangelnde Qualität der Aufnahme und Wiedergabe und vor allen Dingen der Preis.

Heute nun sind die audiovisuellen Verfahren in der Psychiatrie zu einem wesentlichen Instrument der Forschung, der Therapieunterstützung, der Lehre und des Unterrichts geworden. Dieser Bereich ist jedoch noch keineswegs ausgeschöpft, vielleicht nicht nur aus fachlichen Gründen, sondern auch aus Mangel an technischem Personal und einer wirksameren finanziellen Unterstützung. Dies ist notwendig, da nach meiner Ansicht mehr Gewicht auf Forschung gelegt werden sollte, denn Methodik, Didaktik und Dokumentation sind doch wahrhaftig bis jetzt vordergründig gepflegt worden.

Kamera (CCD-Technik)

Jahrelang war die Bildwandlerröhre das „Herz" einer Kamera. Hauptsächlich wurden Vidicons eingebaut, die relativ preisgünstig sind und dennoch eine hohe Auflösung haben. Mit abnehmender Lichtstärke steigt jedoch deren Nachzieheffekt an. Ein Nachteil ist auch die Einbrenngefahr auf der Targetschicht bei starkem Lichteinfall (z. B. Spitzlichter). Diese Spitzlichter treten häufig bei Reflexion des Sonnenlichts auf blanke, glänzende Teile auf. Vorteilhaft bei den Vidicons ist, daß sie sich innerhalb eines großen Lichtstärkebereiches elektronisch regeln lassen. Für spezielle Anforderungen stehen besondere Röhrentypen wie das Plumbicon, Silizium-Multidioden-Vidicon, Chalnicon, Newvicon usw. zur Verfügung. Um festzustellen, welcher Röhrentyp für den jeweiligen Anwendungsfall geeignet ist, gibt es fünf wesentliche Auswahlkriterien: die Empfindlichkeit, die Auflösung, die Trägheit, die Einbrennempfindlichkeit und den Dunkelstrom.

Genauso wie der Transistor die Röhre verdrängt hat, so hat sich durch die Entwicklung des CCD-Chips (CCD: Charge Coupled Device = mit Ladungsverschiebung arbeitendes Bauelement) das Aufnahmeelement der Kamera verändert. Es wurde ein Schritt zur Miniaturisierung eingeleitet. In der Praxis bedeutet der Einsatz von Halbleiter-Bildwandlern jedoch mehr als nur eine Verminderung der Geräteabmessung und der Anzahl von Bauelementen. Neben einer Vielzahl zusätzlicher Applikationen im Sicherheits- und Überwachungsbereich ermöglicht die CCD-Kameratechnik u. a. auch eine Anwendung im Bildverarbeitungssystem in Verbindung mit einem Computer. CCD-Kameras haben die Vorteile, gegenüber magnetischen oder elektrischen Feldern unempfindlich zu sein, keine geometrischen Fehler zu besitzen, ohne Einbrenngefahr Überbelichtungen schadlos zu überstehen, geringe Trägheit zu haben, mit einer niedrigen Betriebsspannung auszukommen und einen verschleißfreien Dauerbetrieb bei nahezu absoluter Wartungsfreiheit zu gewährleisten. Da CCD-Chips auch keine Mikrofonie, das ist die Modulation des Bildes durch die eigene mechanische Resonanzfrequenz, aufweisen, können die Kameras dort aufgebaut werden, wo Vibrationen auftreten.

CCD-Kameras werden in verschiedenen Spezifikationen angeboten; z.B. bietet eine Firma einen Infrarotscheinwerfer mit integrierter CCD-Kamera an. Die Kamera wiegt 41 Gramm und befindet sich im Zentrum eines Scheinwerfers mit IR-Leuchtdioden. 80 Dioden erzielen eine maximale Reichweite von 10 Metern, 960 Dioden kommen auf ca. 40 Meter. Eine andere Firma bietet eine CCD-Restlicht-Kamera an, die im Wellenlängenbereich von 450–900 nm eine Arbeitsdynamik von 10^{-6} bis 10^5 Lux hat. Diese Kamera besteht aus einer Restlichtverstärkerröhre und einem CCD-Chip.

Digitalisierung in der Videoaudiotechnik

Daten sollen von einem System zu einem anderen weitergegeben werden. Doch aus dieser „einfachen Aufgabe" ist in den letzten Jahren eines der komplexesten Gebiete der heutigen Technik entstanden. Ein Stillstand der Entwicklung ist nicht abzusehen: Die Schnittstellenvielfalt wird größer; die Protokolle werden immer vielschichtiger; die Datenübertragungsraten steigen; die Anzahl der installierten Systeme, die von der Datenkommunikation mit ihrer Umwelt leben, nehmen in raschem Tempo zu. Immer mehr Gebiete werden mit dem Problem der Datenübermittlung konfrontiert.

Die Videosignalverarbeitung im Consumerbereich – und das sind wohl die meisten Geräte, mit denen wir in der Psychiatrie arbeiten – hat in den letzten Jahren einige weitgreifende Neuerungen erfahren. Mit dem ersten digitalen Verarbeitungskonzept für den Heimfernseher der Firma Intermetall sind nicht nur die prinzipiellen Vorteile digitaler Verarbeitung dem Konsumentenmarkt ökonomisch zugänglich gemacht worden, von hier aus ging auch eine ganze Reihe anderer Entwicklungen im digitalen Bereich aus: z. B. flimmerfreies Fernsehen durch Bildspeicher wird möglich und digitale Übertragungs- und Speichertechniken.

Eine untergeordnete Bedeutung hat im Videobereich die Bildplatte, der Markt wird nahezu ausschließlich von Videokassettenrecordern beherrscht. Langfristig wird sich auch hier die digitale Aufzeichnung durchsetzen. In einem Verbundprojekt von führenden Firmen und Instituten wird an einem Digitalen Videosystem (DVS) in VCR gearbeitet, der durch eine kleine Kassette kompakt ist, aber wegen digitaler Aufzeichnungstechnik trotzdem praktisch Studioqualität in Bild und Ton liefern wird. Erreicht wird diese Qualität durch verfügbare Datenreduktionsverfahren, die es gestatten, sehr hohe Bildqualität mit z. B. 10–20 M bit/s zu erreichen. Die maximale Aufzeichnungsdauer der heutigen Kassetten kann dadurch um ein Vielfaches gesteigert werden. Die weitere Entwicklung der analogen Geräte profitiert schließlich gleichermaßen von allen Verbesserungen, z. B. neuen Bandmaterialien, Köpfen oder Laufwerken, und es kann so die Bildqualität ohne Normänderung steigen, siehe VHS-HQ.

Selbst bei optimistischer Einschätzung vergehen aber sicher noch einige Jahre bis zur Marktreife des Digitalen Videosystems, ganz im Gegensatz zum Audiobereich.

Weltweit wird ein neues Fernsehsystem mit erhöhter Zeilenzahl (HDTV = High Definition Television) diskutiert, das die Wiedergabe zukünftiger Fernsehbilder mit dem Schärfeeindruck von 35-mm-Kinofilm vergleichbar erscheinen läßt. Der hierbei zu realisierende Qualitätsstandard führt insbesondere in einem HDTV-Studio in Bezug auf Frequenzgang und Laufzeitpräzision der Signale zu extremen Anforderungen an die einzelnen Komponenten, wobei es neben einem größeren übertragungstechnischen Aufwand auch zu schwierigen Verarbeitungsproblemen kommt. Dabei entsteht aber infolge der um den Faktor 4–5 größeren Bandbreite des HDTV-Signals eine Verarbeitungsgeschwindigkeit, die bereits an die Grenzen der heutigen Halbleiterelektronik heranführt.

Der Einsatz digitaler Signalverarbeitung in Fernsehsystemen ermöglicht eine Verbesserung der Bildqualität. Der erste Schritt zu einer erhöhten Bildqualität werden Empfänger sein, die durch Einsatz von Bildspeichern eine flimmerfreie Wiedergabe, erhöhte Auflösung, Rauschreduktion usw. ermöglichen.

Zwei Firmen wollen noch in diesem Jahr Empfänger auf den Markt bringen, die eine 85-cm- bzw. 95-cm-Bildröhre haben, um eine Nachfrage nach einem großen Bildschirm, ohne auf die komplizierten Projektionsempfänger zurückgreifen zu müssen, befriedigen zu können.

Eine weitere Neuheit auf dem Videosektor ist das Bild im Bild. Durch Anwendung der Digitaltechnik ist die Möglichkeit geschaffen, ein zweites Signal in verkleinerter Form auf dem Bildschirm darzustellen. In Verbindung mit entsprechenden Videogeräten lassen sich damit eine Reihe interessanter Monitorfunktionen durchführen.

Schlußfolgerungen

Der Umgang mit dieser neuen Technik ist natürlich nicht nur eine Frage des „Know how", sondern auch des Geldes. Von Vorteil ist die Neueinrichtung einer Abteilung und das Vorhandensein der bewilligten Mittel. In der Regel ist es jedoch so, daß mit älteren Geräten bereits gearbeitet wird und sämtliche Mittel für technische Neuerungen im Zuge der Sparmaßnahmen gekürzt oder ganz gestrichen wurden. Dann ist es natürlich auch schwer, hier in diesem Kreise mit Videoaufzeichnungen zu glänzen, die mit dem „letzten Schrei" der Technik gemacht worden sind. Aber ich glaube, das ist auch nicht das, was wir anstreben. Der Einstieg und das Arbeiten mit Video in der Psychiatrie und Psychotherapie kann auch mit einfachen und preiswerten Mitteln erfolgen. Das Wichtigste ist jedoch immer die Frage: Was will man machen, danach ein Konzept aufbauen, bevor man Geräte und Zubehör kauft. Wird die Anlage im großen Stil geplant und aufgebaut, sollte man nicht vergessen, einen technisch versierten Mitarbeiter dafür einzustellen. Wie oft hört man aus anderen Abteilungen oder Kliniken die Worte: „Ja, wir haben auch so etwas, aber niemand kann es bedienen, niemand fühlt sich zuständig", und so bleibt es halt ungenutzt stehen.

Die Kommunikation zwischen Mediziner und Techniker sollte auch in der Psychiatrie und Psychotherapie besser werden. Hat man die Möglichkeit des Einsatzes der Videotechnik, so sollte dies auch optimal und effektiv erfolgen, und das ist vielfach nur unter reger Mithilfe von technischem Personal möglich.

Bei allen möglichen Neuerungen, dem Umgang und Einsatz moderner Videotechnik sollte man jedoch nie aus den Augen verlieren, wem dies letztendlich zugute kommen soll: dem Patienten.

Ökonomie statt Perfektion – ein Videokonzept für das psychiatrische Großkrankenhaus und die weitere Entwicklung

C. Cording

Angesichts der sonst üblichen, sehr aufwendigen, mehr oder weniger professionell ausgerüsteten und zentralen Videostudios haben wir bereits 1979/80 für den praxisnahen Einsatz in den Großkrankenhäusern die „zweite Videogeneration" in der Psychiatrie ausgerufen, nämlich kleine und flexible, äußerst preiswerte, leicht zu bedienende und portable, d.h. dezentral einsetzbare Gerätekombinationen. Nicht der Patient soll in ein zentrales Vidoestudio transportiert werden, sondern die Technik zum Patienten, und sie soll möglichst von dem behandelnden bzw. dem an der Dokumentation unmittelbar interessierten Arzt selbst gehandhabt werden können. Diesen Erfordernissen scheinen am ehesten die Consumergeräte für den Heimsektor zu entsprechen, unter denen wir uns für eine portable VHS-Anlage mit möglichst lichtempfindlicher Farbkamera entschieden haben. Bei Patientenaufnahmen soll die Technik weitestmöglich in den Hintergrund treten, deshalb verzichten wir auf Zusatzbeleuchtung und möglichst auch auf Kabelsalat und Stativ, machen die Aufnahmen meist in einem Zimmer auf Station, das dem Patienten vertraut ist, und versuchen, eine entspannte Gesprächsatmosphäre zu schaffen. Aus einer Gruppe interessierter Ärzte und Pfleger findet sich praktisch immer auch ganz kurzfristig jemand, der Kamera und Recorder bedient, so daß innerhalb von 10–15 Min. überall in dem weitverzweigten Krankenhausgelände eine Aufzeichnung begonnen werden kann. Nach meiner Auffassung soll die Videographie im Großkrankenhaus möglichst nahe an der täglichen Klinikroutine angesiedelt sein und nicht den Charakter von etwas Luxuriösem oder Hochoffiziellem haben. Der mit der „Entprofessionalisierung" einhergehende Qualitätsverlust scheint uns vertretbar, zumal inhaltlich eindrucksvolle Videoaufnahmen aus dem eigenen Krankenhaus den Betrachter trotz möglicher formaler Mängel meist unmittelbarer und wirksamer ansprechen als lupenreine Fremdkonserven mit sterilem Kulturfilmcharakter.

Inhaltlich sieht das Konzept eine Fülle verschiedener Anwendungsbereiche der Videographie im psychiatrischen Großkrankenhaus vor, wobei uns der Aufbau einer Videothek gut dokumentierter psychiatrischer Syndrome und vor allem auch von Verlaufsdokumentationen psychiatrischer Krankheitsbilder besonders am Herzen liegt. Diese sollen zum einen als patientenbezogene Dokumentation die schriftliche Krankengeschichte ergänzen und bei späteren Wiedereinweisungen verwendet werden, zum anderen aber auch in eine Fallsammlung für Unterrichtszwecke eingehen, soweit das Einverständnis der Patienten dazu vorliegt. Im Laufe der Zeit sollen zumindest zu den wichtigsten dieser Aufnahmen AMDP-Befundbögen ausgefüllt werden, so daß man zu jedem Videointerview schließlich ein standardisiertes Psychopathologie-Experten-Rating besitzt. Aus diesem Fundus psychopathologischer Symptome und Syndrome ließen sich zumindest mit einem Personalcomputer zu jeder Fragestellung rasch ein oder mehrere geeignete Patienten heraussuchen. Von da aus ist es dann nicht mehr weit zu unserer Vision eines videographischen Psychopathologieglossars und einer Psychopathologievideothek, in der zu jedem Symptom mehrere, möglichst kurze und prägnante Videobeispiele gespeichert sind, die nicht nur dem Anfänger helfen können, das überindividuell Charakteristische jedes Symptoms vor dem Hintergrund der jeweils individualspezifischen Ausprägung deutlich zu erkennen.

Neben dem vordringlichen Anliegen der Verbesserung der Aus-, Weiter- und Fortbildung im psychiatrischen Großkrankenhaus sieht das Konzept den Einsatz der Videotechnik auch in der Öffentlichkeitsarbeit, bei der Supervision, in der Therapie und in der praxisbegleitenden Forschung vor. Ein sog. Patientenfernsehen hielten wir auf absehbarer Zeit hingegen für personell nicht darstellbar.

Nun zu Einzelfragen

Sehr bewährt hat sich bei unserem Konzept die optimal lichtemp-
findliche, Zweidrittel-Zoll Newvicon-Farbkamera GX-N 70 von
JVC für ca. 3 000,– DM, die allerdings wegen ihrer vielen Einstel-
lungsmöglichkeiten und Knöpfchen eine gewisse Eingewöhnungs-
zeit erfordert. Bisher haben wir in der Größenordnung bis ca.
15 000,– DM nie eine Kamera finden können, die demgegenüber
deutliche Vorteile gebracht hätte, was aber vielleicht daran liegt,
daß für unsere Anwendungsweise eine möglichst hohe Lichtemp-
findlichkeit entscheidender ist als eine verbesserte Bildauflösung.
Wenn man den Ankündigungen glauben darf, wird hier die neue
F-10 als CCD-Kamera von Panasonic zum Preise von ca. 4 500,–
DM in Verbindung mit dem portablen Hochleistungs-VHS-
Recorder AG 6400 für ca. 5 000,– DM wesentliche Fortschritte
bringen, so daß die VHS-Technik dann unseres Erachtens auch an
anspruchsvolleren psychiatrischen Kliniken ernsthaft in Betracht
gezogen werden sollte.*

Unsere in Regensburg sämtlich auf VHS aufgezeichneten Originalaufnahmen werden hier entweder von einem VHS-
Zuspielrecorder (AG 6200) über einen Schnittcomputer (NV-A
500) auf einen VHS-Schnittrecorder (NV-8500) überspielt und dabei ggf. auch editiert, oder aber es wird zunächst eine Schnittfassung auf einem U-matic-Schnittrecorder hergestellt, die dann als
Mutterband für beliebig viele VHS-Kopien dienen kann. Sofern
also nur einfach kopiert oder eine einzige Schnittfassung hergestellt werden muß, bleiben wir ganz auf VHS. Ich denke aber, daß
mit der weiteren Verbesserung des VHS-Systems eines Tages auch
weitere Kopiervorgänge auf VHS-Basis befriedigend ausfallen
werden. Die Anschaffung eines U-matic-Recorders ist empfehlenswert, um entsprechende Fremdkassetten abspielen zu können.
Glücklicherweise lassen sich an unseren Schnittcomputer NV-A
500 sowohl VHS- wie auch U-matic-Recorder problemlos anschließen. Als recht wertvoll hat sich außerdem die Anschaffung

---

* Anm. bei Drucklegung: Inzwischen planen wir den weiteren Ausbau ausschließlich mit S-VHS-Geräten; die alten Aufzeichnungen können damit weiterhin verwendet werden.

eines digitalen Time-Base-Correctors mit Vollbildspeicherung (FA-400 PS der Firma FOR.A) für ca. 15 000,– DM erwiesen, über den wir das Bildsignal in der Regel beim Schneiden laufen lassen. Insbesondere wenn wir unsere heute teilweise acht Jahre alten VHS-Aufzeichnungen oder gar ebenso alte VHS-Kopien schneiden oder kopieren möchten, bringt der TBC eine spürbare Qualitätsverbesserung bei den dann doch nicht so seltenen Zeitfehlern, die anscheinend vor allem mit der mechanischen Beanspruchung der Bänder zunehmen. Außerdem kann man mit unserem TBC zugleich auch den Kontrast, den Schwarzwert und die Farbsättigung des Bildsignals korrigieren und damit manche alte Aufnahme ansehnlicher machen.

Indem wir unsere ältesten VHS-Aufzeichnungen, die natürlich von der damals noch recht mangelhaften Technik geprägt sind, teilweise erst jetzt editieren können, haben wir reichlich Gelegenheit gehabt, mit Erstaunen zu lernen, was man heutzutage aus alten Aufnahmen in einem modernen Studio noch alles machen kann. Nicht nur lassen sich häßliche Farbstiche nachträglich korrigieren, sondern z. B. auch der Ton mittels eines Equilizers gerade bei Sprachaufnahmen noch aufpolieren, vom Pfeifen oder Brummen befreien oder aber auch absichtlich verzerren. Selbstverständlich ist eine optimale Originalaufnahme damit nicht zu ersetzen, aber für unsere Alltagspraxis sind diese nachträglichen Aufbesserungsmethoden doch ein sehr nützlicher Trost, gerade weil wir die Originalaufzeichnungen eben nicht im Studio, sondern bewußt mit möglichst wenig Technik machen wollen.

Ausblick

Das mehr oder weniger regelmäßige Aufzeichnen von Patienten mit seltenen, besonders interessanten oder umgekehrt gerade besonders typischen Krankheitsbildern und vor allem auch Krankheits*verläufen* hat sich im psychiatrischen Großkrankenhaus in mehrfacher Hinsicht sehr bewährt. Schon das ständig in Erinnerung gebrachte Angebot, solche Aufzeichnungen zu machen, gibt immer wieder Anlaß zur fachlichen Reflexion und Kommunikation über die Alltagsroutine hinaus, und bei der Vorführung der

Interviews, etwa im Rahmen einer Fallvorstellung, kann der einzelne Arzt nicht nur seinen interessanten Patienten, sondern zugleich auch ein von ihm mitgestaltetes Dokument vorführen und zur Diskussion stellen, wobei z. B. auch verschiedenartige Interviewstile deutlich werden und Anregungen geben können. Eine offene, authentische und möglichst lebendige Kommunikation ist aber gerade zwischen den Mitarbeitern eines Großkrankenhauses besonders wichtig.

Die Hebung des allgemeinen Standards an den psychiatrischen Großkrankenhäusern hängt ganz entscheidend von der Intensität und dem Niveau der hausinternen Aus-, Weiter- und Fortbildung ab, und die kann durch den geschickten Einsatz von Videoaufzeichnungen wesentlich besser, attraktiver und lebendiger gemacht werden. Dasselbe gilt natürlich auch für überregionale Weiterbildungen etwa im Bildungswerk der Bayerischen Bezirke in Irsee sowie bei der psychiatrischen Informationspolitik und Selbstdarstellung nach außen, wozu wir nicht nur die Öffentlichkeitsarbeit im engeren Sinne zählen, sondern auch Veranstaltungen für niedergelassene Ärzte, für Laienhelfer, für Psychologie- und Jurastudenten etc. Bei Vorliegen entsprechender Einverständniserklärungen haben wir auch in diesen Bereichen geeignete Videoaufnahmen schon mit gutem Erfolg gezeigt. Auf den Videofilm zur Öffentlichkeitsarbeit, den Feix-Pielot produziert hat und über den er ebenfalls in diesem Buch berichtet, sei hingewiesen.

Das Thema Forschung wird bei uns vorläufig noch kleingeschrieben. Immerhin ist soeben aber eine erste Psychologie-Diplomarbeit über „Expertensysteme in der Diagnose schizophrener Psychosen" abgeschlossen worden, die auf einer Analyse von bei uns extra zu diesem Zweck aufgenommenen diagnostischen Videointerviews basiert, wobei in diesem Falle nicht der Patient, sondern die diagnostizierenden Psychiater das Forschungsobjekt waren.

Langfristige Verlaufsstudien liegen mir nach wie vor ganz besonders am Herzen, weil ich glaube, daß sie nicht nur für jeden Psychiatrieunterricht von unschätzbarer Bedeutung sind, sondern auch den erfahrenen Klinikern noch neue Erkenntnisse und Aufschlüsse bringen werden. Bisher verfügen wir leider nur über Verläufe bis zur Dauer von etwa einem Jahr, und schon hier ist es außerordentlich eindrucksvoll, ein und denselben Menschen z. B. in schwerster Depression, in ausgeprägter Manie und im symptomfreien Intervall unmittelbar hintereinander auf sich wirken lassen zu können.

Zusammenfassend hat sich das Konzept „Ökonomie statt Perfektion" m. E. bisher recht gut bewährt, es ist an nunmehr schon drei Kliniken lebendig geblieben. Manches Wichtige ist natürlich noch nicht erreicht worden.

Literatur

Cording-Tömmel C Videografie in Haar heute und morgen. In: Festschrift zum 75jährigen Bestehen des Bezirkskrankenhauses Haar bei München. Hrsg.: Bezirkskrankenhaus Haar, Haar 1980, S 95–106

Cording-Tömmel C (1981) Videoproduktionen im psychiatrischen Großkrankenhaus: Ökonomie statt Perfektion. Videografie – Fachmagazin für angewandte Audiovision 3:39–42

**Psychiatrische Themen
im öffentlich-rechtlichen Fernsehen**

„Christiane F. – Wir Kinder vom Bahnhof Zoo" – ein Drogenpräventionsfilm? Kritische Gedanken zur Darstellung von Suchtproblemen in Spiel- und Dokumentarfilmen

H. Kolitzus

Die Massenmedien spiegeln gesellschaftliche Realitäten auf einer mehr oder minder komplizierte Art. Im amerikanischen Fernsehen, so will eine Studie ermittelt haben, greifen die Schauspieler noch 5–10 mal häufiger zum alkoholgefüllten Glas, als dies in der Bevölkerung üblich ist. Auch wir sind ja bestens vertraut, z. B. mit den Trinksitten der Familie Ewing aus der Fernsehserie „Dallas". Zur Besprechung von Problemen pflegt man sich um die Hausbar wie um den Hausaltar zu versammeln. Aber wir brauchen sicher nicht auf ausländische Serien zu verweisen, wenn wir konstatieren wollen, daß im Fernsehen reichlich getrunken wird.

In der Filmgeschichte gibt es zahllose Beispiele für Szenen oder ganze Drehbücher, die ihren Reiz überwiegend aus dem Rausch der Protagonisten beziehen. Dies sei hier ganz wertfrei festgestellt. Stockbetrunken war z. B. Greta Garbo in „Ninotschka", Claudia Cardinale in „Der rosarote Panther", Charles Chaplin in „Ein Uhr nachts". Darsteller wie W. C. Fields und Dean Martin sind ohne die Assoziation mit Whisky nicht denkbar. In dem Film „Cat Ballou" ist neben dem Hauptdarsteller Lee Marvin sogar sein Pferd dekorativ betrunken. Der Filmkritiker Mayer hat für die Jahre 1961–1970 im Filmlexikon des „American Filminstitute" nachgeschaut unter den Stichworten, die sich direkt oder indirekt auf Sucht beziehen. Dabei fand er 158 Filme zu „Alkoholismus", 235 unter „Trunksucht". In den drei Jahren zwischen 1967 und 1970 taucht Marihuana in 86, LSD in 68 Filmen auf, Drogensüchtige in 76, Dealer in 59 Filmen (Mayer 1983). Drogen spielen als selbstverständliches Attribut der Hauptperson oder als Handlungsmotor bzw. – vorwand eine große Rolle. Wer lacht nicht mit, wenn Woody Allen in eine Koksdose niest?

116

Filme über *Probleme, die* süchtiges Verhalten hervorrufen können, sind sehr viel seltener, Filme, in denen diese Suchtprobleme
auch noch *gut,* d. h. präzise und einfühlsam dargestellt sind, eine
Rarität.

Als wir (u. a. Dr. Wille, Leiter der Jugend- und Drogenberatung
der Stadt München, Dr. Dr. Tretter, Bezirkskrankenhaus Haar,
und der Referent) 1982 begannen, uns mit dem Thema „Darstellung von Suchtproblemen in Film und Fernsehen" zu beschäftigen, fanden wir nur einige spärliche Untersuchungen auf diesem
Gebiet vor. Das dürfte zum Teil an der Unsicherheit vieler Sucht-
fachleute liegen, sich audiovisuellen Medien und ihren möglichen
Wirkungen adäquat zu nähern.

Um möglichen Mißverständnissen vorzubeugen, sei hier unser
Arbeitsansatz beschrieben:

Wir wollen uns kritisch damit auseinandersetzen, wie Alkohol,
Medikamente und illegale Drogen im Film bzw. Fernsehen er-
scheinen, in welcher Weise süchtiges Verhalten und Probleme mit
Suchtmitteln dargestellt werden.

Unser Ziel: ein sensiblerer, sachgerechterer Umgang mit dem
Thema Sucht in den Massenmedien, vielleicht auf lange Sicht sogar Ansätze und Hilfen zur Prävention (in ihren verschiedenen
Stufen). Keineswegs wollen wir lustfeindlich moralisieren oder gar
einer rigiden Zensurpolitik das Wort reden. Ganz sicher sehen wir
nicht, wie der Filmkritiker Pflaum uns meinte vorwerfen zu müssen, „in jedem Schluck Schnaps auf der Leinwand eine Anstiftung
zum Alkoholismus" (Pflaum 1983). Es geht uns darum, den legiti-
men Genuß von Alkohol zu erhalten, zu dem der Süchtige schließlich keinen Zugang mehr hat, und – in der Tat – die Suchtkrankheiten mit all ihren Folgen zu bekämpfen.

Christiane F. – vom Babystrich zum Medienstar

Auf der Suche nach guten Filmen über Suchtprobleme für zwei
Filmwochen mußten wir feststellen, daß die Auswahl sehr begrenzt ist (Filmographie bei Bleicher 1983). Schließlich entschieden wir uns, nicht in jedem Fall mit voller Überzeugung, für die
Filme „Die Sehnsucht der Veronika Voss" von Fassbinder (1981),

„Wer hat Angst vor Virginia Woolf?" von Nichols (1965/66), „Stärker als alle Vernunft" (im Originaltitel poetischer „Days of Wine and Roses") von Edwards (1962) und „Christiane F. – Wir Kinder vom Bahnhof Zoo" von Edel (1981). Bei der zweiten Woche kam der Film „Das verlorene Wochenende" von Wilder (1945/46) hinzu.

An dem Film über die heroinsüchtige Christiane läßt sich am ehesten die Vielschichtigkeit der Probleme erläutern, die bei der Verfilmung von Suchtschicksalen fast zwangsläufig auftauchen.

Christiane F. begann ihre Laufbahn als eine der jüngsten Drogenabhängigen in West-Berlin. Inzwischen ist sie durch die Massenmedien wohl zur bekanntesten Fixerin Europas geworden. Ihre Suchtkarriere wurde zunächst in einer erfolgreichen Serie im „Stern" beschrieben. Christiane war sicher *nicht,* wie der Titel „Wir Kinder vom Bahnhof Zoo" suggeriert, typisch für die Gruppe von Jugendlichen, in der sie sich bewegte. Sie war schon immer eine „queen" (Edel, Regisseur des „Christiane F."-Films), die sich durch ihre Schönheit und Intelligenz von der Masse abhob und wahrscheinlich auch deshalb in einer Gerichtsverhandlung das Interesse der Journalisten Hermann und Rieck erweckte, die die „Stern"-Artikel und schließlich das Buch mit Christianes Hilfe herausbrachten. Das Mißverständnis, sie sei *die* klassische Fixerin, trug wahrscheinlich viel zu ihrer Rolle als Negativheldin und Identifikationsfigur bei. Die verkaufte Auflage des nachfolgenden Buches liegt allein in der Bundesrepublik bei über 2 Millionen. Ohne Übertreibung kann man von einem Kultbuch sprechen, das z. B. nach Umfragen des Autors regelmäßig über 80% der Kurse von Schwesternschülerinnen des Roten Kreuzes in München bekannt ist.

Bei anderen Gruppen dürfte der Prozentsatz kaum niedriger liegen. Das Buch wurde in zahlreiche Sprachen übersetzt und wird in einigen Ländern als Schullektüre verwendet.

Daß dieser Stoff eines Tages verfilmt werden würde, war abzusehen. Der Drogenbeauftragte der Stadt Berlin, Heckmann, stellte ironisch fest, inzwischen fehle dazu „nur noch ein Medley von Heino" (Heckmann 1983).

Der Film wurde nach einigen Auseinandersetzungen um das Drehbuch (Kosten 1 Million DM) schließlich von den Münchner

Filmhochschul-Absolventen Edel, Weigl und Eichinger realisiert. „Christiane F. – Wir Kinder vom Bahnhof Zoo" war bis vor kurzem der kommerziell erfolgreichste deutsche Film der Nachkriegszeit. Nach Mitteilung der „Neuen Constantin-Film" hatte er in der Bundesrepublik einschließlich West-Berlin bis heute über 4,5 Millionen Besucher. Die noch wesentlich aufwendigeren Produktionen, die inzwischen „Christiane F." rein zahlenmäßig überholt haben, gehen letzten Endes auf die Gewinne zurück, die der Produzent Eichinger mit diesem Film gemacht hat. So einträglich können Heroin-Schicksale sein. Für die Suchtprävention blieb da wohl nichts übrig. Der deutsche *Buch*-Verleger kommentierte seine Enthaltsamkeit in diesem Punkt mit der zynischen Bemerkung, auch Krupp habe trotz seiner Kriegsgewinne schließlich nichts für die Opfer getan.

Was jahrelangen, wohlgemeinten Aufklärungskampagnen der Drogenberatungsstellen nicht gelungen war, schaffte das Buch und vor allem der Film über Christiane mit einem Schlag: die Heroinszene der Großstädte ins Bewußtsein der Bevölkerung zu rücken. Dies sollte man bei der Diskussion über Buch und Film stets im Auge behalten.

Von der *Kritik* wurde der Film extrem widersprüchlich aufgenommen. Die Urteile zur ästhetischen Qualität differierten mindestens ebenso stark wie die Einschätzung inhaltlicher Aussagen. Die New Yorker „Times" wies der Hauptdarstellerin im Vergleich großer Charaktere der deutschen Filmgeschichte einen höheren Rang zu als der faszinierenden Sängerin in „Der blaue Engel" – immerhin Marlene Dietrich! – und dem „diabolischen Doktor Caligari".

Der „Hollywood Reporter" verstieg sich bei der Beschreibung einer Szene gar zu Namen aus der abendländischen Kunstgeschichte: „Nicht einmal Breughel hätte eindeutiger sein können...".

Da hieß es, der Film sei „formal ein beachtlicher Entwurf", dann wieder, er sei „rechtschaffen, phantasielos". Dem Film fehle es an „Wut und Wucht". Diese Aussage veranlaßte wiederum einen anderen Kritiker zu der Frage, ob der Rezensent nicht im falschen Kino war.

Der „Spiegel" widmete Buch und Film eine Titelgeschichte.
Hier hieß es unter anderem: „Ist dies wirklich ein Blick ins Innerste
der heutigen Jugend – oder doch mehr eine klassisch-kommerzielle
Horror-Story im Punkgewand der Gegenwart?" Immerhin sah
man Parallelen zu Frank Wedekind's „Frühlings-Erwachen" und
Goethes „Werther".

Ist der Film „ausbeuterisch"? Ist er „ein weicher Blick auf harte
Drogen"? Oder ist er „von aufdringlicher Didaktik" oder gar, was
hier abwertend gemeint war, „pädagogisch wertvoll". Sollte wirklich „jeder Teenager ... diesen Film sehen"? Denn, so hieß es:
„Wenn Christiane F. diese Generation nicht von den Drogen ab-
bringt, wird nichts das schaffen". Oder soll man Riehl-Heyse von
der Süddeutschen Zeitung folgen, der in einer Kritik, die nach längerer Diskussion mit einem Suchtberater entstanden war, äußerte,
man hätte den Film „nicht machen dürfen", weil man nicht kalku-
lieren kann, „wie die Jungen auf diesen Film reagieren werden,
und zwar gerade diejenigen, die schon das Buch wie eine Droge
aufgesogen haben, weil viele sich darin wiedererkannt zu haben
glauben"? (Ausführliche Wiedergabe von Filmkritiken in der na-
tionalen und internationalen Presse bei Kolitzus 1983.)

Immer wieder wird in den Kritiken munter spekuliert, wenn es
um die mögliche *Wirkung* des Films geht. Hatte der Verleih recht,
wenn er den Film, nicht unwesentlich unterstützt durch Äußerun-
gen unserer damaligen Familien- und Gesundheitsministerin, als
„Prävention" zu verkaufen suchte?

Die Rezensionen von „Christiane F." stellten in *einer* Hinsicht
eine Ausnahme dar: sie beschäftigen sich, wohl angeregt durch die
zahlreichen Diskussionen über das Buch im Fernsehen und Hör-
funk, meist ausführlich auch mit dem *Inhalt,* der Problematik der
harten Drogen bei Jugendlichen. Dies ist keineswegs selbstverständlich, wie Mayer in seinem Artikel „Total bekifft" (1983)
schreibt: obwohl viele Filmkritiker sich im Sinne Siegfried Kracau-
ers vor allem als Gesellschaftskritiker sehen wollen, findet Filmkri-
tik häufig nur unter formalästhetischen Kriterien statt.

Dies zeigte sich z. B. bei dem Film „French Connection" (1972),
nicht zufällig ein Film über den Handel mit Heroin, das zum Teil
schließlich bei Kindern wie Christiane landet. Es klingt zynisch,
wenn in der „Süddeutschen Zeitung" unter der Überschrift „Bil-

derstürmer" Passagen zu lesen sind wie: Der Film könne „es sich
leisten, auf moralische Alibis zu verzichten, er muß nicht erst heroinsüchtige Schulkinder zeigen, damit der Dealer guten Gewissens
erschossen werden kann".

In der „Frankfurter Rundschau" und in der „Zeit" tauchte das
Wort „Rauschgift" nur im Verbund mit „Großhändler" bzw.
„König" auf. Blumenberg („Die Zeit") stellte erleichtert fest, daß
der Regisseur John Frankenheimer „endlich wieder zu seinem
diszipliniert-dynamischen Stil zurückgefunden" habe. Bei der Aus-
strahlung des Films im Fernsehen sinnierten die Kritiker vor allem
darüber, ob der kleine Bildschirm den starken Bildern angemessen
sei. Wieder fanden sich Formulierungen wie „besticht durch kühlen Realismus" oder „in wunderschön kühlen Bildern fotografiert", während der *Stoff,* das Heroin, um den sich der ganze Film
dreht, nicht weiter beachtet wird.

Mayer resümiert abschließend, nicht nur auf das genannte Beispiel bezogen, daß „den Kritikern die Bilder und wie sie fließen das
Wichtigste sind, nicht was sie transportieren".

Am Beispiel des Bilderflusses von „Christiane F." sollen hier einige Thesen zur Präsentation von Suchtproblemen in den Massenmedien entwickelt werden.

Von der Vorgeschichte und der eindrucksvollen Beschreibung
der immer enger werdenden Umwelt Christianes bleibt im Film
fast nichts übrig, außer ein paar Sätzen „Alles Pisse und Kacke..."
– über die Hunde, die den Rasen versauen, und über die Kinder,
die in die Hausflure der Hochhäuser pinkeln, da sie es vom Spielplatz nicht mehr bis in den 12. Stock schaffen. Dann geht die Post
bzw. die S-Bahn ab, Christiane fährt zur Diskothek, begleitet von
der suggestiven Musik David Bowies (dem ja auch Drogenmiß-
brauch nachgesagt wird bzw. wurde). Im Verlauf des Films kommt
Christiane bei einem Konzert (wenn auch nur durch einen technischen Trick) ganz nahe an ihr Idol heran. Bowie war, so Edel, aus
Sympathie für die Geschichte von Christiane bereit, als Zugnum-
mer aufzutreten – zu einer vergleichsweise geringen Gage.

In der Diskothek „Sound", optisch vermittelt als eine Art moderner Hades, folgt die Kamera den beiden Mädchen wie eine dritte Freundin, bis sie in der Unterwelt verschwinden.

In einem Gespräch (Kolitzus 1983) haben wir den Regisseur Edel nach den Motiven gefragt, die Vorgeschichte von Christiane so zu verkürzen. (Das Drehbuch stammt von Weigl, scheint aber während der Entstehung des Films erheblich abgewandelt worden zu sein.) Edel gab an, er habe tatsächlich entsprechende Szenen geplant, etwa wie der Vater die Mutter an den Haaren durch die Wohnung schleift und schließlich in die mit dreckiger Wäsche gefüllte Badewanne wirft. Nun habe der Vater schon versucht, gegen das Buch etwas zu unternehmen. Es wäre durchaus möglich gewesen, daß er auf der Grundlage des Persönlichkeitsrechtes ein Verbot des Films hätte erwirken können.

Einige Szenen, die mit Christiane und ihrer Mutter gedreht wurden, hat Edel herausgenommen, da die Beispiele seiner Meinung nach „letztendlich kein zuverlässiges Bild ergeben, warum jemand bei den Drogen landet".

These 1: Filme über harte Drogen sind stark überrepräsentiert. Wir sind keine Heroin-, sondern eine Alkohol-Gesellschaft: Den 60000 bis 80000 Abhängigen von illegalen Drogen stehen ca. 1,8 Millionen Alkoholiker gegenüber. Beim Thema Heroin kann sich der Durchschnittszuschauer bequem zurücklehnen und die exotische Welt der Fixer bestaunen.

These 2: Die Entwicklung zur Sucht, mögliche Ursachen, der gesellschaftliche Kontext, all dies wird nicht nur in diesem Film unterschlagen. Der Beginn einer Suchtkarriere mit dem „angenehmen Anfangs-" und dem „kritischen Gewöhnungsstadium" (Wille 1983), das kommt nur selten zur Darstellung.

These 3: In Filmen über Suchtprobleme wird immer wieder ausführlich das eigentliche Suchtstadium gezeigt. Die Filmkameras fangen mit Vorliebe dekorativ Berauschte ein. Die Schauspielerin Rosel Zech war so schon in zwei einschlägigen Filmen zu sehen, in Fassbinders „Die Sehnsucht der Veronika Voss" als abgetakelter morphiumsüchtiger Ufa-Star, und als frustrierte, trinkende Zahnarztfrau in dem 1983 ausgestrahlten Fernsehfilm „Mascha".

In dem Fernsehfilm „Rückfälle" (1977, Wiederholung 1986) von Christoff und Beauvais verkörpert Gunter Lamprecht glänzend die Rolle des Alkoholikers, der nach einer Entwöhnungsbehandlung, enttäuscht in allen seinen Erwartungen, rückfällig wird und sich schließlich im beginnenden Delir vor einer erneuten Einlieferung in die Klinik aus dem Fenster stürzt. Unter den Schlußtiteln sieht man, wie die dabei entstandene Blutlache auf der Straße von Feuerwehrleuten weggeschrubbt wird.

Dies führt zu *These 4:* Suchtkrankheiten erscheinen in Filmen immer wieder als unausweichliches Schicksal. Therapie findet so gut wie nicht statt. Die dafür zuständigen Institutionen schildert man, wenn überhaupt, als abschreckend, ihre Mitarbeiter als überwiegend inkompetente, menschlich wenig überzeugende Leute, denen man sich besser nicht anvertraut.

Der Film „Christiane F." bietet dazu mit seinem Schluß eine besondere Variante: Christiane hat in den zwei Stunden zuvor, das sei ins Gedächtnis gerufen, die Hölle erlebt. Sie durchlief die Stadien der Sucht bis zum drohenden Abbaustadium in rascher Folge, bis sie schließlich ihr Geld zum Fixen durch Anschaffen auf dem sogenannten Baby-Strich besorgte.

Der Schluß sieht so aus: Christiane setzt sich einen vermeintlichen „goldenen" bzw. Todesschuß, Überblendung: Eine Winterlandschaft mit einem Dorf, Christianes Stimme im Hintergrund: „Ich habe es überlebt. Meine Mutter brachte mich zu meiner Oma und meiner Tante auf ein Dorf in der Nähe von Hamburg. Hier lebe ich jetzt und bin seit 1 ½ Jahren clean...".

Welch fatales Versprechen für gefährdete Jugendliche: Zur Therapie zieht man sich einfach ins gesunde Landleben zurück. Anderweitige Hilfe oder gar Therapie sind nicht nötig.

Hören wir dazu Edel: „Wir hatten zunächst eine Szene in dem Dorf gedreht, das am Schluß zu sehen ist: Christiane zwei Jahre später. Sie ist clean. Am Schneidetisch wurde mir klar, es *muß* mit dem Gesicht der sterbenden Christiane enden! Nach dem Fast-Todesschuß auf dem Klo kommt jetzt nur noch die verschneite Totale von diesem Dorf. Ich habe vorher nicht erkannt, daß das Dorf dann so schön wirkt. Ganz bewußt habe ich eine so kalte, tote Landschaft genommen. Das wirkt aber nach zwei Stunden Klo- und Fixszenen fast wie eine Idylle" (1983, 13.d).

Sehen wir uns die Schlußsequenz des Films noch einmal genauer an (dazu auch Bentele 1983): Christiane, ziemlich heruntergekommen, blaß, mit strähnigen, hennagefärbten Haaren, liest auf der Titelseite einer Berliner Boulevardzeitung, daß ihre Freundin Babsy an einer Überdosis Heroin gestorben ist. Damit ist das Motiv für den folgenden Todesschuß klar. Edel schaltet hier, wie an praktisch allen entscheidenden Stellen seines Films, auf eine ausgeprägte Zeitlupe um. Im Ton düstere absteigende Klavierakkorde in Moll, die Trauer und Trostlosigkeit signalisieren. Nadja Brunkhorst, die Darstellerin der Christiane, geht langsam auf den Ort der Selbstmordhandlung zu, eine öffentliche Toilette. Dann folgt der vermeintlich letzte Schuß, der nun nicht, wie in einem anderen Fixer-Film, halbnah in einer längeren Einstellung, also relativ distanziert aufgenommen wird, sondern in einer Reihe kürzerer Einstellungen mit einer höchst suggestiven Ästhetik: Die Vorbereitungen zum Schluß als Detailaufnahmen, Heroin wird aus Silberpapier in einen Löffel geschüttet, man sieht kurz die Hände, die Spritze und den Löffel. Christianes Gesicht groß, die Musik wird langsam ausgeblendet. Zu den folgenden Bildern hört man nur noch ein dumpfes Pochen (Christianes Herzschlag?) Schnitt: Von rechts kommt riesig die Spritze der Kanüle ins Bild, fährt auf eine offenbar vielfach malträtierte Haut (Körperregion?) mit einer Tätowierung zu (der Blickwinkel bleibt unklar), sticht schräg ein. Schnitt: bildfüllend der Kolben der Heroinspritze mit einem schmutzigen Daumen drauf, der langsam den Kolben herunterdrückt. In diesem Moment wird im Ton der Herzschlag überlagert von hohen elektronisch erzeugten Tönen und einer Art Windgeräusch. Womöglich soll hierdurch die Wirkung des einströmenden Heroins symbolisiert werden. Es erscheint wieder Christianes Gesicht groß mit einem schwer zu deutenden, unter dem Einfluß des Heroins sich verändernden Ausdruck. Unwillkürlich erinnert man sich an ein Zitat aus dem Film, der Heroinschuß sei „wie ein sexueller Höhepunkt". Christiane bäumt sich ein wenig auf, rutscht dann in Zeitlupe an der Wand nach unten aus dem Bild. Das Weiß der Kacheln im Klo geht per Überblendung in das Weiß einer Schneelandschaft mit einem Dorf über, auf das ein leichter Zoom zufährt. Musik und Rauschen setzen aus, der abschließende Text von Christiane beginnt: „Ich habe es überlebt..."

Im Nachspann des Films eine stumme Widmung an die Freunde von Christiane, die an ihrer Sucht zugrunde gegangen sind. Dann verlassen die Zuschauer das Kino unter den stimulierenden Klängen von David Bowies' „Heroes". Inhalt: Wir sind doch alle Helden – wie Christiane.

Es scheint nicht überinterpretiert, wenn man wie Bentele nicht nur bei der Schlußszene eine „Ästhetisierung des Drogenproblems" konstatiert. Die stilistischen Mittel entbehren kritischer Distanz.

Das Drücken von Heroin ist zum großen Abenteuer verklärt, das man letzten Endes heil besteht, um viele Erfahrungen reicher. Werbung für den Film: „Mit 14 hatte sie schon ein Leben hinter sich". Der mühsame Weg der Therapie, den der Süchtige in der Regel durchmachen kann bzw. muß, wird ausgespart.

Die „reale" Christiane hat inzwischen wieder bundesweit Schlagzeilen gemacht. BILD-Titelseite am 7. 5. 1985: „Christiane F. – Halbe Million weg – wieder Heroin". Christiane ist in der Wohnung eines Dealers mit frischen Einstichstellen gefunden worden. Sie wurde zu DM 3 000,– Geldstrafe verurteilt, nachdem der inhaftierte Dealer von mehrfachem Heroin-Verkauf an Christiane berichtet hatte. In einem Interview im „Stern" („Ich mag Menschen nicht mehr", Stern 21, 15. 5. 1985) offenbart die inzwischen fast 23jährige, laut Interviewer „Symbolfigur", „Hoffnungsträger für Verzweifelte" oder gar „Jeanne D'Arc der Drogenszene", einen erschreckenden Mangel an Persönlichkeit. Der Ruhm und das Geld ihrer zweiten Karriere als Medienstar sind dahin. Christiane scheint in völliger Perspektivelosigkeit dahin zu leben, nach wie vor unfähig zu echten Beziehungen: „Ich lebe in der verkehrten Welt mit falschen Freunden – aber ich kann es nicht mehr ändern... Wahrscheinlich bin ick noch nicht reif genug zu wissen, watt ick will". Narzißtische Träume versüßen ihr den tristen Alltag: „Ich müßte etwas machen, was die Welt verändert." Es ist Christiane zu wünschen, daß sie doch noch jemanden findet, der sie nicht nur vor Mikrofone zerrt und in Fernsehdiskussionen schleust, sondern eine reale Psychotherapie beginnt – mit all den schmerzlichen Erfahrungen, die auch dazu gehören, wenn man mehr über die eigenen Möglichkeiten und Grenzen erfährt.

Kommen wir auf die heikle Frage der Wirkung des Films zurück. Die Forschung läßt uns hier weitgehend im Stich. Eine recht vorläufige Untersuchung an Hamburger Schülern hat gezeigt, daß der Film nicht als Abschreckung wirkt, sondern eher einen Anreiz zum Drogenprobieren setzt (Zit. bei Tretter 1983).

Eindeutige Erfahrungen haben die Drogenberatungsstellen mit Suchtgefährdeten bzw. -abhängigen gemacht. Schon das Buch, das man naiverweise zeitweilig zur präventiven Arbeit empfohlen hatte, wurde zur Bibel vieler Fixer, die sich an schlechten Tagen bei Kerzenschein Passagen zu Gemüte führten.

Jeder Jugendliche erlebt Zeiten, in denen er Identifikationsobjekte außerhalb der trüben und spießigen Erwachsenenwelt sucht, von James Dean über Superman oder David Bowie bis zu Christiane, die zur Identifikation gerade deshalb anregt, weil sie greifbar nah erscheint, wie das Mädchen von nebenan.

Das Medium Film stimuliert nun die Emotionen der Rezipienten noch stärker, vor allem dann, wenn so suggestive Stilmittel wie in „Christiane F." verwendet werden. Wille (1983) berichtete ebenso wie Drogenberater aus Berlin über Abhängige, die nach zum Teil jahrelanger Drogenabstinenz direkt im Anschluß an den Film rückfällig wurden. Vor allem die Fix-Szenen mit den Detailaufnahmen der „Pumpe" hatten sie wieder „schußgeil" gemacht.

Daraus läßt sich die dringende Bitte ableiten: Keine detaillierte Darstellung von Fix-Szenen quasi als Gebrauchsanleitung und Anmache!

Wie zu erwarten, wurde „Christiane F." inzwischen auch im Fernsehen gezeigt (ARD, 29.5.1986) – trotz vielfacher Proteste aus den Kreisen der Suchthilfe und der Angehörigenverbände von Drogenabhängigen. Der Süddeutsche Rundfunk versuchte die Gemüter mit einem herablassenden Einheitsbrief zu beruhigen – nach dem (am Schluß auch zitierten) Motto: „Lassen wir doch die Kirche im Dorf!"

Allzu viele (vor allem deutsche) Akademiker leben noch in Gutenbergs Zeiten. Sie halten das gedruckte Wort für ihr wichtigstes Medium und verachten Film und Fernsehen als Medien der ach so primitiven Masse, denen man weiter keine Beachtung zu schenken braucht. Hier wird es dringend Zeit zum Umdenken. Während wir schon froh sind, wenn sich einige wenige Kollegen für unsere wissenschaftlichen Veröffentlichungen interessieren, ziehen Kinofilme und Fernsehsendungen ungeahnte Kreise. So kamen nach der im Januar 1984 augestrahlten Sendung des „ARD – Ratgeber Gesundheit" (Göpfert) zum Thema „Alkohol am Arbeitsplatz" innerhalb kurzer Zeit (trotz Rückportoforderung) ca. 13000 Zuschaueranfragen an die Deutsche Hauptstelle gegen die Suchtgefahren (DHS), deren Adresse in der Sendung genannt worden war. Eine noch größere Breitenwirkung hatte die Ende Oktober 1984 vom ZDF unter Leitung von Herrn Mohl durchgeführte, mit den Suchthilfeverbänden abgestimmte „Suchtwoche".

Statt vieler im Programm verstreuter Einzelbeiträge wurde hier sozusagen ein Ereignis geschaffen, das durch eine konsequente Vorbereitung mit Faltblättern, ausführlichem Material für die Fernsehzeitschriften und nicht zuletzt durch ein Begleitbuch (Mohl 1984) ein enormes Echo in der Öffentlichkeit fand. Trotz schlechten Managements im Vertrieb wurde die Auflage des Begleitbuches von 15 000 Stück in wenigen Wochen fast ausverkauft. Das „Gesundheitsmagazin Praxis" zum Thema „Wer ist betroffen?" am 25. 10. 1984 sahen fast 8 Millionen Zuschauer. Die Diskussionssendung „5 nach 10" (ab 22.15 Uhr bis nach Mitternacht) immerhin noch über 2 Millionen (Einzelheiten zur ZDF-Suchtwoche bei Feser 1985; Kolitzus u. Wille 1985). Durch den Ereignischarakter war Sucht sozusagen Tagesgespräch auch bei Menschen, die sich normalerweise nicht angesprochen gefühlt hätten. – Im September 1986 fand eine zweite Suchtwoche im ZDF statt, wiederum mit viel Resonanz trotz des unglückseligen Einstiegs mit dem Film „Süchtig", einer Art Dauer-Delir mit plakativen Horror-Klischees aus der Psychiatrie. Nur weil der Drehbuchautor als Ex-Alkoholiker imponieren konnte, wurde *seine* Version *seiner* Suchtkarriere von vielen Zeitungskritikern als absolut authentisch angesehen.

Bei aller hier geäußerten Kritik gilt sicher das Wort von Edel: „Ich bin Filmemacher und kein Drogenbekämpfungsfachmann... Wenn ihr Präventionsfilme braucht, müßt ihr sie selbst machen!" Für die primäre, sekundäre, vielleicht auch tertiäre Prävention könnte über die Medien einiges bewirkt werden, wenn man die Berührungsängste zwischen Redakteuren und Filmemachern einerseits und Mitarbeitern in den Suchthilfeeinrichtungen andererseits abbauen könnte. Wie man an den meist plakativ-reißerischen TV-Sendungen zur ersten Weltdrogen-Konferenz Wien 1987 sehen konnte, sind bisher unsere Ideen und Empfehlungen zur Suchtdarstellung ohne wesentliches Echo geblieben: Jetzt weiß z. B. auch der letzte Interessent, wie man Kokain richtig einnimmt, wie man

Crack raucht und wie ungeheuer lukrativ Kellerlabors zur Herstellung von Heroin oder Designer-Drogen sind.

Die Zeit der Plakate und Broschüren ist vorbei, abgesehen vom Einsatz im Medienverbund. Den vielen verlockenden Reklameangeboten für Suchtmittel im Kino und im Fernsehen, dem Geschmack von Freiheit und Abenteuer, müßten ideenreiche, witzige, zur Identifikation anregende Alternativen gegenübergestellt werden. Das Theaterensemble Rote Grütze aus Berlin hat mit „Mensch ich lieb' dich doch" (1980) ein erstes überzeugendes Beispiel geboten.

Literatur

1. Bentele G (1983) Zur filmischen Kodierung von Suchtproblemen (in 13.), 46–54
2. Bleicher E, Wille R (1986) Video in der Arbeit mit suchtgefährdeten Jugendlichen. In: 10. Jahrestagung des IAAPP, Video in Psychiatrie und Psychotherapie, Band 7. Max-Planck-Institut für Psychiatrie, München, S 79–86
3. Bleicher E (1983) Filmografie (in 13.) 105–108
4. Feser H (1985) Evaluation der Schwerpunktwoche Sucht 84. Suchtgefahren 31, 3 a, 340–368
5. Heckmann W (1983) „Wir Kinder vom Bahnhof Zoo" als Unterrichtsthema? (in 13.) 72–76
6. Hermann K, Rieck H (1981) Christiane F. – Wir Kinder vom Bahnhof Zoo. 23. Aufl. Gruner u. Jahr, Hamburg
7. Kolitzus H, Wille R (1985) Analyse von Fernsehsendungen der Schwerpunktwoche Sucht 84. Suchtgefahren 31, 3 a, 325–339
8. Kolitzus H, Wille R, Tretter F (Hrsg) (1984) Sucht im Film. Wiener Zeitschrift für Suchtforschung, Jh 7 Nr 3/4, Ludwig-Boltzmann-Institut für Suchtforschung und Anton Proksch-Institut, Wien
9. Mayer A (1983) Total bekifft. Eine Blutprobe: Drogen im Film und was Filmkritiker sehen (in 13.)
10. Mohl H (Hrsg) (1984) Sucht-Erfahrungen, Probleme, Informationen: Goldmann Taschenbuch 6804, München
11. Pflaum HG (1983) Billy Wilders „Das verlorene Wochenende" (in 13.) 43–46
12. Theater „Rote Grütze" Mensch ich lieb' dich doch. Weismann-Verlag, München 1980, siehe dazu auch: Mensch ich lieb' dich doch – Christiane F. – ein Vergleich, E. Bleicher (in 8.)
13. Tretter F, Wille R, Kolitzus H (Hrsg) (1983) Sucht im Film. Medien, Heft 4/5, Verlag Volker Spiess, Berlin. Beiträge zu dem Film „Christiane F. –

Wir Kinder vom Bahnhof Zoo" Seite 72-92: a) Protokoll einer Hörfunkdiskussion über den Film; b) Der Film „Christiane F. – Wir Kinder vom Bahnhof Zoo" im Spiegel der internationalen Pressekritik (Auswahl und Übersetzung: H. Kolitzus); c) Der Film „Christiane F." aus der Sicht eines Heroinabhängigen (Interview R. Wille); d) Interviews mit Uli Edel, Regisseur des Films „Christiane F." (Auswahl und Bearbeitung: H. Kolitzus)

14. Tretter F (1983) Rauschmittelkonsum im Film, Versuch einer Übersicht (in 13.) 13–20
15. Wille R (1983) Suchtverläufe und ihre Darstellung im Film. Forderungen aus der Sicht der Prävention (in 13.) 29–34
16. Ziegler H (Hrsg) (1984) Jahrbuch zur Frage der Suchtgefahren 1984. Neuland-Verlag, Hamburg, in Zusammenarbeit mit der Deutschen Hauptstelle gegen die Suchtgefahren

Aspekte der Darstellung der Schizophrenie im Fernsehen

F. TRETTER

Psychiatrische Öffentlichkeitsarbeit

Empirische Untersuchungen zur Einstellung der Bevölkerung zum Thema „psychische Krankheit und Psychiatrie" zeichnen überwiegend positive Meinungsbilder (Korczak u. Pfefferkorn 1983). Die psychiatrische Praxis zeigt jedoch, daß gegenüber Schizophrenen und anderen psychisch Kranken Vorbehalte, Skepsis, Angst und Ablehnung vorherrschen. Daraus ergibt sich die Notwendigkeit, mehr Aufklärung über psychische Krankheit und Psychiatrie zu betreiben (Lungershausen 1983). Diese Aufklärungsarbeit kann in Massenmedien durch Mitwirkung bei Filmen, Interviews in Magazinsendungen, bei Vorträgen in Schulen, Volkshochschulen usw., aber auch als Mitwirkung bei Angehörigengruppen erfolgen (Faust 1984). Ungeklärt dabei ist, unter welchen Bedingungen populäre Krankheits- und Behandlungsdarstellungen zu positiven Einstellungen führen, da Aufklärungsmedien oft auch deutlich negative Effekte haben können (Rust 1984). Dies zeigte sich beispielsweise bei der zunächst als Suchtprophylaxe verstandenen Geschichte der Christiane F. (Heckmann 1983). Die Schwierigkeiten, fundierte Kriterien der Medienbewertung bzw. Mediengestaltung zu erstellen lassen sich an diesem Beispiel wie überhaupt in der Mediendidaktik der Drogenprophylaxe erkennen. Die Urteile der Suchtexperten, die meist relative Medienlaien sind, streuen stark (Kretschmer et al. 1980; Tretter 1983a; Tretter et al. 1983; Kees et al. 1984).

Diese Erfahrungen sind für die wesentlich weniger weit entwickelte Mediendidaktik der Schizophrenie wertvoll, um zu klären, welche Darstellungsformen für welche Zwecke „optimal" sind.

Auf einen weiteren, kommunikationswissenschaftlichen Rahmen bezogen stellt sich grundlegend die Frage: mit welchen Mitteln kann psychische Krankheit und psychiatrische Behandlung, für welche Bevölkerungsgruppe, mit welchen Effekten (Nutzen-Schaden-Relationen) dargestellt werden (Lasswell 1960). Diese spezielle Frage ist in den globalen Themenkomplex „Psychiatrie, öffentliche Meinung und Massenmedien" eingebettet (Tretter 1987). Einige Teilkomplexe davon lassen sich hervorheben: Zunächst ist das Verhältnis von öffentlicher Meinung (bzw. Bevölkerung) und Medien zu bedenken. Dabei interessiert, daß Medien zumindest die Themen der öffentlichen Diskussion bestimmen. Ein weiterer Schwerpunkt ist die Frage nach der öffentlichen Meinung über psychische Krankheit, die wohl auf Vorurteile, Ablehnung oder Unkenntnisse hinweist. Eng verknüpft damit ist das Verhältnis der Medien zu psychischer Krankheit als Thema von Unterhaltung, Horrorfilmen und Satire, Sensationsmeldungen

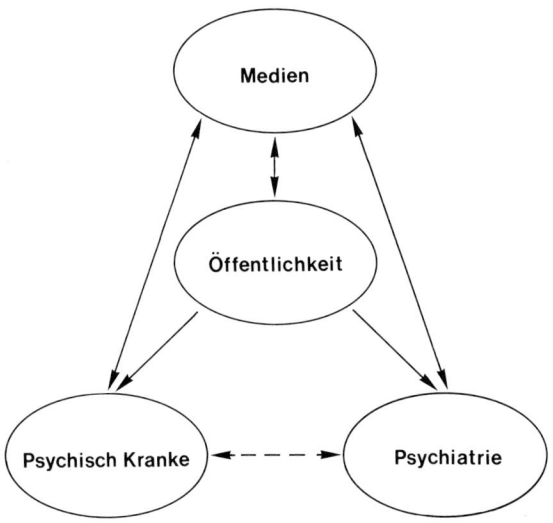

Abb. 1. Zum Komplex „Öffentliche Meinung, Medien, psychische Krankheit und Psychiatrie": ein Medienprodukt über psychische Krankheit und/oder Psychiatrie muß auf die vorherrschende öffentliche Meinung zur Thematik aufbauen

oder Magazinbeiträgen. Andererseits eröffnet sich die Frage nach dem Verhältnis von Medien und Psychiatrie, deren vorläufige Beantwortung bereits zeigt, daß psychiatriekritische Darstellungen überwiegen. In dieser Hinsicht interessiert auch das Verhältnis der öffentlichen Meinung zur Psychiatrie, die meist nicht auf direkten Erfahrungen beruht, sondern auf Bildern, die zum großen Teil von Massenmedien vermittelt sein dürften. Schließlich geht in diesen Themenkomplex das Verhältnis von psychisch Kranken zur Psychiatrie ein.

Alle diese Aspekte überlagern und beeinflussen sich gegenseitig. Sie bestimmen den Kontext der Wirkung und auch der Analyse und Diskussion eines einzelnen Films. Die Kompliziertheit dieses Themenkreises bedingt auch, daß eine empirische, kommunikationswissenschaftlich begründete Erforschung der Wirksamkeit spezifischer Medienformen bei psychiatrischen Themenkreisen noch lange auf sich warten lassen wird. Daher bleibt zunächst nur die Möglichkeit, einzelne Erfahrungswerte für die Mediengestaltung in einer qualitativen Analyse in Form von hypothetischen Risiko-Nutzen-Abwägungen zu diskutieren. Die hier vorgetragenen Aspekte beruhen auf dem mehrjährigen Einsatz von „Psychiatrie-Filmen" in der Fortbildung, bei öffentlichen Vorträgen und bei Seminaren mit Medienexperten (Tretter 1983 b) (Abb. 1).

Beurteilungs- und Gestaltungsprobleme

Die Beurteilung von Filmen sollte an Gestaltungsmöglichkeiten orientiert sein. Grundlegend ist davon auszugehen, daß *psychische Krankheit* möglichst immer *gemeinsam mit psychiatrischer Behandlung* dargestellt werden soll (Tretter 1986, Tretter 1987). Es ist eine beliebte Darstellungsform, geringe oder einfühlbare Verhaltensbesonderheiten, die also den Menschen, d. h. die Filmfigur, akzeptabel erscheinen lassen, unmittelbar mit intensiven psychiatrischen Maßnahmen der letzten Wahl (Fixieren, Zwangsmedikation, Elektrokrampftherapie) zu kombinieren. So ist die dramaturgische Grundstruktur vieler Horrorfilme zum Thema Psychiatrie aufgebaut (z. B. „Einer flog über das Kuckucksnest", Regie: M. Forman, USA, 1975). Ebenso beliebt sind noch immer Darstellungen gewalttätiger psychisch Kranker, die ungehindert ihr Unwesen treiben, (z. B.: „Psycho", Regie: A. Hitchcock, USA, 1960).

Weiteres stellt sich die Frage, ob *dokumentarische Filme oder fiktionale Filme* vorteilhafter sind: Dokumentationen vermitteln zwar die Authentizität der Person. Sie können jedoch oft wichtige Dokumente des Lebens und Leidens der Kranken nicht abbilden. Die Qualität der Filme hängt auch von der Expressivität der gezeigten Betroffenen ab. Grenzzustände wie Suizidalität, oder katatone Erregungszustände sind aus ethischen Gründen nicht abbildbar. Fiktionale, d. h. erzählerische und mit Schauspielern besetzte Filme können diese Schwierigkeiten überwinden. Sie können auch auf den Sehgewohnheiten aufbauen. Auch werden keine besonderen Persönlichkeitsrechte berührt. Vor allen Dingen gibt es auch gestalterisch mehr Möglichkeiten, das subjektive Erleben darzustellen. Andererseits besteht bei fiktionalen Filmen über Krankheiten die Gefahr, die Thematik zu romantisieren, abgesehen davon, daß es Schauspielern oft sehr schwer fällt, psychotische Merkmale zu charakterisieren. Darüber hinaus besteht auch die Gefahr der Sensationalisierung der Krankheit durch exzessive Symptomdarstellungen.

Im Hinblick auf die *Aussagenstruktur* der Filme besteht ein zentrales Problem darin, der Öffentlichkeit zu vermitteln, daß jeder psychisch krank werden kann, und daß es sich nicht um ein Spezialproblem irgendeiner dekadenten Randgruppe handelt. Die Gefahr dabei besteht wieder darin, daß psychische Krankheit als eigene Existenzmöglichkeit zu nahe gebracht wird und daher vom Zuschauer abgewehrt wird. Außerdem tritt oft der Effekt auf, daß Merkmale, die im Alltagsleben entdeckt werden wie etwa Basisstörungen bei der Schizophrenie, dazu führen, die Berechtigung des Krankheitsbegriffes in Frage zu stellen. Eine starke Betonung des Krankhaften wiederum führt auch oft zur Befremdung und zur Distanzierung von diesem Prozeß.

Die konkreten Filmeffekte hängen von der *Zielgruppe* ab, an die sich ein Film wendet. Gerade bei der Schizophrenie ist es wichtig, einen breiten Querschnitt der Bevölkerung zu erfassen, Betroffene selbst sind an solchen Filmen in der Regel nicht interessiert. (Interessanterweise, so zeigt es die klinische Praxis, sehen Schizophrene gerne Horrorfilme.)

Eng mit der Zielgruppe verknüpft ist die Frage, welche *Ziele* eine psychiatrische Öffentlichkeitsarbeit im Hinblick auf die Wirkung beim Zuschauer verfolgt. Dies können Steigerungen der Anteilnahme, der Bereitschaft zur Hilfestellung im Alltag, des Verständnisses für die Behinderung und dgl. und gleichzeitig Abbau der Ängste sein. Darüber hinaus geht es vor allen Dingen um die Anhebung des Informationsstandes der Bevölkerung über psychische Krankheit und ihre Behandlung.

Eine detaillierte Erörterung dieser Aspekte aus medienwissenschaftlicher Sicht wurde kürzlich zum Suchtproblem vorgelegt (Tretter et al. 1983).

Filme über psychisch Kranke finden allerdings kaum einen Auftraggeber. In Spielfilmredaktionen des Fernsehens sind solche Filme nicht gefragt. Auch im Kinosektor finden sich meist nur Verzerrungen dieser Thematik zu Unterhaltungszwecken. Die mangelnde Unterstützung und Beachtung der Dokumentarfilme in der derzeitigen Filmförderung läßt ebenfalls wenig auf diesem Sektor erwarten.

Um filmgestützte psychiatrische Öffentlichkeitsarbeit zu betreiben, ist es daher nötig, aus der Praxis der eigenen Videonutzung innerhalb der psychiatrischen Kliniken Konzepte für Filme zu entwickeln und ggf. bei guter Beherrschung der Technik selber Filme zu produzieren, die in der Öffentlichkeit (Schulen, spezielle Veranstaltungen usw.) zeigbar sind. Solche Filme weisen jedoch oft große Mängel auf und sind sehr aufwendig in der Herstellung, so daß eher Enttäuschungen die Folge sind. Evaluationsstudien der Zuschauerreaktionen könnten hier weiterhelfen.

Zunächst ist es für die Probleme der audiovisuellen Öffentlichkeitsarbeit für die Psychiatrie ein gangbarer Weg, die Spielfilm-, Dokumentar- und Magazinsendungen im Fernsehen zu nutzen. Durch Anfrage bei den Fernsehanstalten ist es in der Regel möglich, Hinweise auf die Abspielbedingungen zu bekommen, Adressen für Filmverleiher zu erfahren oder Kopien zu kaufen, oder über Video-Verleihstellen zu erhalten. Damit lassen sich die rechtlichen Schwierigkeiten bei der Verwendung von Mitschnitten umgehen, die nur im nichtöffentlichen und nichtgewerblichen Kontext nutzbar sind.

Psychische Krankheiten und ihre Darstellungen

Grundsätzlich ist die Darstellung psychischer Krankheit von der Schwierigkeit gezeichnet, daß eine Einstufung von Erlebnis- und Verhaltensweisen als „pathologisch" erbitterte Kontroversen über Unterschiede und Gemeinsamkeiten von Normalität, Gesundheit und Krankheit erweckt. Schlüssige Krankheitskonzepte der Psychiatrie, die klar und verständlich sind, fehlen. Sie müßten die Notwendigkeit zur therapeutischen Intervention und damit die Abgrenzbarkeit vom Normalen ebenso erkennen lassen wie die Gemeinsamkeit der Menschen untereinander, die nicht garantieren läßt, daß jemand nicht schizophren werden kann. Das ist kaum zu leisten.

Von besonderer Bedeutung ist daher das *Krankheitsmodell*, das in den Filmen zum Ausdruck kommt. Empfehlenswert erscheint daher ein Drei-Faktoren-Modell, das Krankheiten auf Störungen des Beziehungsgefüges zwischen der Person und Umwelt beziehen läßt (Bochnik u. a. 1986). Im Hinblick auf die Schizophrenie ist die Darstellung eines „Vulnerabilitäts-Streß-Bewältigungs-Kompetenz" Modells noch eine ungelöste mediendidaktische Aufgabe ersten Ranges (Liebermann et al. 1986). Auch fragt sich, ob Konzeptualisierungen wie jene von Arieti (1985) filmisch umsetzbar sind.

Die Darstellung von Symptomen, wie Wahrnehmungsstörungen und verändertes Bedeutungserleben, lassen sich in Form von Überblendungen oder mit einer verzerrenden Linsenoptik verständlich darstellen. Auch entsprechend angelegte rasche Schnitte können diese gestörten Erlebnisweisen recht gut abbilden. Beispielhafte Darstellungen finden sich in dem Film „Eine Tür ist kein Loch in der Wand" (Regie: A. Heussen, ZDF, 20. 7. 1983) oder auch in dem Film „Nach dem Orkan", (Regie: G. Grabrowski, BRD 1987). Auch in vielen klassischen Filmen, die nicht das Thema psychische Krankheit zentral berühren wollten wie manche Filme von Polanski, zeigen interessante Gestaltungsformen der Visualisierung des „Wahnsinns".

Patienten mit der Schizophrenie Typ II darzustellen ist schwieriger. Sie wirken als schrullige Einzelgänger, deren Desinteresse an der Umwelt nicht weiter erklärbar ist.

Zu betonen ist, daß das Zeigen von *Erregungszuständen,* die manchmal auftreten und die oft zu Klinikeinweisungen führen, problematisch ist: werden sie nicht gezeigt, so wird die Krankheit bagatellisiert, werden sie gezeigt, so werden wieder Angstbereitschaften beim Publikum erweckt.

Ein besonderes Problem ist das *Verhältnis Regelfall zu Einzelfall.* In Mediendarstellungen können meist nur Einzelfälle gezeigt werden, die in fraglicher Repräsentativität zu den Regelfällen stehen. Tatsächlich ist jedoch in der psychiatrischen Praxis der individuelle Zugang wichtig. In dieser Hinsicht erscheinen Filmdarstellungen sogar recht vorteilhaft zu sein. Der Zuschauer hat es aber schwer, das Typische und das Seltene auseinander zu halten.

Verständliche Darstellungen der Krankheit sind unumgänglich, um ein Verständnis für Therapie zu ermöglichen.

Psychiatrische Behandlung und ihre Darstellung

Psychiatrisches Handeln wird gerne auf die gewaltsame Gabe von Psychopharmaka und Elektroschocks reduziert. Filme wie „Die Schlangengrube" (Regie: A. Litvak, USA, 1948) „Schockkorridor", (Regie: S. Fuller, USA, 1963) oder „Einer flog über das Kukkucksnest" (Regie: M. Forman, USA, 1975), „Die Anstalt" (Regie: R. Minow, BRD, 1978) oder auch neuerdings auch teilweise „Mann ohne Gedächtnis" (Regie: K. Gloor, CH, 1984), der von H. Kolitzus heftig kritisiert wurde (Abendzeitung 1984), zeichnen großteils ein solches falsches Bild der Regelhaftigkeit solcher Behandlungstechniken in psychiatrischen Kliniken. Diese Behandlungsdarstellung wird gerne der gesprächsorientierten Behandlung gegenübergestellt. Diese Darstellungen zielen auf eine Kritik von Mißständen in der psychiatrischen Behandlung, wie sie in der Realität immer seltener vorkommen dürften. Diese Filme haben zwar manche wichtige kritische Diskussionen der Psychiatrie stimuliert und damit Fortschritte mitgetragen, sie haben jedoch auch den negativen Eindruck von psychiatrischen Kliniken in der Öffentlichkeit weiter verstärkt. Magazinsendungen, wie „Das psychiatrische Krankenhaus" (Gesundheitsmagazin Praxis, ZDF, 6.12.

83) sind erste Versuche zur Verständigung zwischen Krankenhaus und Umwelt.

Mehr Transparenz der Verfahrensformen und Organisationsformen der psychiatrischen Behandlungen ist daher nötig:

Die meiste Zeit in der Klinikrealität verbringen die Patienten in der *Arbeitstherapie,* doch ist kaum ein Film zu finden, der Sinn und Zweck des „Tütenklebens", so enttäuschend diese Tätigkeit auch sein mag, verständlich erläutert, ohne sie dabei zu legitimieren. Meist wird sie in das Licht des Tütenklebens im Gefängnis gestellt.

Die *Beschäftigungstherapie* wurde vor allem wegen der eindrucksvollen Produkte verhältnismäßig oft gezeigt. Ihre Hervorhebung bringt allerdings die Romantisierung der psychiatrischen Behandlung mit sich. Auch die *Musiktherapie, Tanztherapie* und ähnliche Methoden treffen diese Bedenken.

Besonders schwierig ist die Darstellung von *Psychotherapie* – entweder wirkt sie als Plauderei oder als infantiles Handeln in Gruppenübungen, die durch ihre außergewöhnlichen Begegnungs-, Bewegungs- und Ausdrucksformen das „Verrückte" noch indirekt betont.

Auch das Zeigen von Übungen und Techniken alleine führt oft nicht zum Erkennen der Effekte der Psychotherapie, sie wirkt dann oft als „Hokuspokus". Die Auswirkungen solcher schwerverständlicher Psychotherapiedarstellungen sind nicht zu unterschätzen. Weder Psychiater noch Psychotherapeuten noch Journalisten oder Filmemacher haben hier Orientierungsbeispiele für eine Mediendidaktik für Psychotherapiedarstellungen aufzuweisen.

Besonders hilfreich ist die Beschreibung eines Behandlungsverlaufes, der besonders jene Punkte der Behandlung ausführlich darstellt, die in der Öffentlichkeit unklar sind: Einweisungsmodus, Aufnahmemodalitäten, Behandlungsprogramm und Entlassungsbedingungen sind so ausdrücklich wie möglich zu klären. Beispielsweise wird das Dilemma des Arztes, jemanden zu frühzeitig zu entlassen oder jemanden zu spät zu entlassen, praktisch nirgends filmisch behandelt. Einseitige Darstellungen prägen die Medienlandschaft.

Einige positive Medienbeispiele

Kritik an negativen Medienbeispielen führt nicht viel weiter, eher positive Beispiele anzuführen ist da hilfreicher. Eine besonders bemerkenswerte Fernsehdokumentation ist der Film „Umgang" (Regie: L. Johannson u. L. M. Böhmer, NDR, 1983), bei der die Lebensbedingungen und das Auffälligwerden eines schizophren Erkrankten gezeigt werden, ebenso wie die Reaktionen der Nachbarschaft und des Gesundheitsamtes. Auch der Klinikaufenthalt und die Situation nach der Entlassung sind gut wiedergegeben. Der Film eignet sich besonders gut zur Diskussion mit Laien.

Der Fernsehfilm „Der Galaxienbauer" (Regie: K. Hieber, ZDF, 1985) ist eine Mischform von Dokumentation und Fiktion. Ein chronisch Schizophrener, der auch malt, sieht sich wahnhaft vor die Aufgabe gestellt, eine neue Milchstraße zu bauen. In einer Szene mit einem Dialog mit einem Astrophysiker wird das Wahnhafte und die Schwierigkeit im Umgang damit sehr anschaulich.

In dem Dokumentarfilm „Nach dem Orkan" (Regie: G. Grabowski, BRD, 1987) wird die Beziehungsstörung eines wohl schizophren Erkrankten im Hinblick auf sein Verhältnis zu sich selbst und im Hinblick auf sein Verhältnis zur Umwelt deutlich. Szenen mit außergewöhnlich einfühlsamen und um den Patienten bemühten Psychiatern zeigen den Horizont möglicher psychiatrischer Umgangsweisen und helfen damit das Horrorimage von psychiatrischen Kliniken abzubauen, wie wohl dadurch auch Romantisierungseffekte entstehen.

Einige bemerkenswerte wertvolle Elemente zeigt die Magazinsendung „Jugendliche Schizophrenie", (Gesundheitsmagazin, die Sprechstunde, BR, Dez. 1985). Ein Jugendlicher berichtet eindrucksvoll von seinen psychotischen Erfahrungen, die erschüttern.

Bemerkenswert und überzeugend sind auch die Eltern, die zu Wort kommen und für Angehörigengruppen werben. Etwas flau ist, wie üblich, die Expertenrunde.

Ein eindrucksvolles Bild vom Leben chronisch-schizophrener Patienten gibt der Dokumentarfilm „Zur Besserung der Person" (Regie: H. Bütler, CH, 1981). Er führt in die künstlerischen Ausdrucksformen der Wahnwelten ein und ist weder aufdringlich noch anklagend. Trotzdem bewirkt er beim Publikum oft große

Betroffenheit. Gefahren der Romantisierungen sind auch durch die Betonung gegeben, daß die gezeigten psychisch Kranken als Künstler auftreten. Noch immer interessant und auch in Schulen verwertbar, ist das Stück „März" von H. Kipphart (1976). Als Verfilmung, als Buch und als Theaterstück liefert es trotz seiner Verzerrungen und Verklärungen viele Diskussionsanreize. Der Film „Ich habe Dir nie einen Rosengarten versprochen" (Regie: A. Page, USA, 1977) bietet eine liebevolle Darstellung einer Wahnwelt, verklärt jedoch die Wirksamkeit der psychoanalytischen Therapie.

Die Liste der Filme über Schizophrenie ließe sich noch lange fortsetzen (Condrau 1979; Tretter 1983 b; Wulff 1985 a). Es sei jedoch hier nur noch darauf hingewiesen, daß auch viele Filme, wie jene von R. Polanski („Ekel", „der Mieter", „Rosemaries Baby") oder von I. Bergmann („Von Angesicht zu Angesicht" (S. 1975) in Hinblick auf die filmische Darstellung der Psychopathologie der Schizophrenie interessant sind.

Damit ist ein Aspekt berührt, der im Kreis von Psychiatern und Psychopathologen viel zu wenig diskutiert wird, nämlich welche Erlebnisweisen die in solchen Filmen gezeigten Figuren haben (Arnheim 1932). Tatsächlich lassen sich viele anschauliche psychische Krisen und Störungen in Filmen finden (Tretter 1983; Tretter 1985 a). Nur Psychoanalytiker scheinen sich gelegentlich um diese Thematik zu kümmern. Allerdings sind für derartige psychopathologische Filmanalysen derzeit keine Publikationsorgane zu finden.

Ein weiterer interessanter Aspekt in dieser Richtung ist das Diskutieren von psychologisch interessanten Filmen mit psychisch Kranken. Beispielsweise zeigten einige psychotisch Erkrankte nach dem Film „Fitzgeraldo" (Regie: W. Herzog, BRD, 1984) Interesse daran, ob und, wenn ja, warum die Hauptfigur des Films Fitzgeraldo (Klaus Kinski) „wahnsinnig" ist. Fitzgeraldo will die Oper zu den brasilianischen Indianern bringen und versucht dabei, einen neuen Transportweg zu finden, bei dem er ein Schiff über einen Berg transportieren muß. Das bizarre Verhalten von Fitzgeraldo irritiert schizophren Erkrankte, die unterscheiden mußten, daß Fitzgeraldo zwar wohl abnorme Ideen hatte, daß er jedoch offensichtlich in der Lage war, seinen komplizierten Plan minutiös durchzuführen und daß er dabei beispielsweise auch keine formalen Denkstörungen hatte.

Ausblick

Die hier genannten Beispiele beinhalten nur kursorische Bewertungen. Sie sind eher als eine Anregung zu kritischen Auseinandersetzungen darüber gedacht, welchen Wert der Filmeinsatz in dem Bereich öffentliche Aufklärung und Fortbildung zum Thema Psychiatrie haben kann. Damit verbunden ist die Anregung, daß gerade jene unter den in der Psychiatrie Tätigen, die Erfahrungen mit Video haben, diese Fragestellung in der Fachwelt stärker diskutieren und beforschen.

Vorliegende Filme müßten in ihrer Wirkung erforscht werden. Dazu gibt es bereits viele Ansätze: Herting 1981; Kagelmann u. Wenninger 1982; Kagelmann u. Zimmermann 1982; Kuchenbuch 1978; Monaco 1980; Nunally 1972; Tretter 1985 b; Tretter 1987; Wember 1976; Winick 1979; Wulff 1985 a.

Literatur

Abendzeitung (1984) Kaum ist die gute Fee im Urlaub schlagen die Assistenzärzte zu. München, 17./18. Nov., S. 6
Arieti S (1985) Schizophrenie. Piper, München
Arnheim R (1932) Film als Kunst. Rowohlt, Reinbek
Bochnik HJ u. a. (1986) Psychiatrie lernen. Perimed-Verlag, Erlangen
Böker W, Brenner HD (Hrsg) (1986) Bewältigung der Schizophrenie. Huber, Bern
Condrau G (1979) Film und Psychiatrie. In: Condrau G (Hrsg) Psychologie des 20. Jahrhunderts. Kindler, München
Condrau G (Hrsg) (1979) Psychologie des 20. Jahrhunderts, Bd. 15. Kindler, München
Faust V (1984) Die Bedeutung der Öffentlichkeitsarbeit für die psychiatrische Prävention. In: Rudolf GAE, Tölle R (Hrsg) Prävention in der Psychiatrie. Springer, Berlin Heidelberg New York, S 236–241
Faust V, Hole G (Hrsg) (1983) Psychiatrie und Massenmedien. Hippokrates, Stuttgart
Heckmann W (1983) Wir Kinder vom Bahnhof Zoo als Unterrichtsthema? Medien 4/5:72–76

Herting B (1981) Geschichte des Psychiatrie-Films. Psychologie heute 3, S 82

Kagelmann HJ, Wenninger (Hrsg) (1982) Medienpsychologie in Schlüsselbegriffen. Urban und Schwarzenberg, München

Kagelmann HJ, Zimmermann R (Hrsg) (1982) Massenmedien und Behinderte. Beltz, Weinheim

Kees R, Hoops W, Horst H, Kretscher S, Roth HG, Steffen K, Weber WH (Hrsg) (1984) Medien in der Suchtprophylaxe. Beltz, Weinheim

Kipphart H (1976) März, ein Künstlerleben. Autoren Edition, Frankfurt

Kolitzus H, Ellring H (Hrsg) (1986) Video in Psychiatrie und Psychotherapie. Max-Planck-Institut, München

Korczak D, Pfefferkorn G (1983) Psychiatrie und Öffentlichkeit – empirische Ergebnisse zu Einstellungen der Bevölkerung gegenüber psychisch Kranker und psychiatrischen Institutionen. In: Faust V, Hole G (Hrsg) Psychiatrie und Massenmedien. Hippokrates, Stuttgart, S 69–81

Kretschmer S, Metto M, Schaletzke B, Schille W, Thiele GA, Weber NH, Winter K (1980) Medien zum Drogenproblem. Institut für Film in Wissenschaft und Unterricht, München

Kuchenbuch T (1978) Filmanalyse. Prometh, Köln

Lasswell HD (1960) The structure and function of communication in society. In: Schramm W (ed) Mass communication. Urbana

Liberman RP, Jacobs HE, Boone SE, Foy FD, Conahoe Falloon IRH, Blacknell G, Wallace CJ (1986) Fertigkeitentraining zur Anpassung Schizophrener an die Gesellschaft. In: Böker W, Brenner HD (Hrsg) Bewältigung der Schizophrenie. Huber, Bern, S 86–112

Lungershausen E (1983) Fragen und Ziele psychiatrischer Öffentlichkeitsarbeit. In: Faust V, Hole G (Hrsg) Psychiatrie und Massenmedien. Hipookrates, Stuttgart, S 16–19

Monaco J (1980) Film verstehen. Rowohlt, Reinbek

Nunnally JC (1972) Opinions about mental illness: a review of the literature. Psychological Bulletin 77:153–171

Rudolf GAE, Tölle R (Hrsg) (1984) Prävention in der Psychiatrie. Springer, Berlin Heidelberg New York

Rust H (1984) Abschreckung, Überzeugung oder Bumerangeffekte? Einige Unwägbarkeiten bei der Planung von Medienkampagnen. Wiener Zeitschrift für Suchtforschung 3/4:13–19

Schramm W (ed) (1960) Mass communication. Urbana

Tretter F (1982) Tag der Idioten – psychiatrische Patienten als Metapher. Deutsches Ärzteblatt 27:68–72

Tretter F (1983a) Rauschmittelkonsum im Film – Versuch einer Übersicht. Medien 4/5:13–20

Tretter F (1983b) Psychische Krankheit im Film: Zum Verhältnis von Film und Psychiatrie. In: Faust V, Hole G (Hrsg) Psychiatrie und Massenmedien. Hippokrates, Stuttgart, S 42–59

Tretter F (1985a) Die Sehnsucht der Veronika Voss – ein Film zur Sucht oder für Cineasten? In: Wulff HJ (Hrsg) (1985b) Filmbeschreibungen. Maks, Münster

Tretter F (1985 b) Verbindungswege zwischen psychisch Kranken und Öffentlichkeit. Deutsches Ärzteblatt 24:1833–1835

Tretter F (1986) Grundprobleme der Darstellung psychischer Krankheiten im Fernsehen. In: Kolitzus H, Ellgring H (Hrsg) Video in Psychiatrie und Psychotherapie. Max-Planck-Institut, München

Tretter F (1987) Zur Problematik der aktuellen Psychiatrieberichterstattung im Fernsehen. Spektrum der Psychiatrie 2:59–66

Tretter F, Kolitzius H, Wille R (Hrsg) (1983) Sucht im Film. Sonderheft Medien 4/5

Wember B (1976) Wie informiert das Fernsehen? List, München

Winick C (ed) (1979) Deviance and mass media. Sage Publ., Beverly Hills

Wulff HJ (1985 a) Konzeptionen der psychischen Krankheit im Film. Maks, Münster

Wulff HJ (Hrsg) (1985 b) Filmbeschreibungen. Maks, Münster

**Video im Training
der psychiatrischen Explorationstechnik**

Videofeedback zur Schulung der ärztlichen Gesprächsführung in der psychiatrischen Weiterbildung

B. AHRENS und M. LINDEN

Einleitung

Ärztliche Diagnostik und Therapie sind in vielen Fällen ohne eine gute ärztliche Gesprächsführung nicht denkbar. Darüber gibt es eine Fülle von Literatur, in der zudem entsprechende Empfehlungen ausgesprochen werden (Froehlich u. Bishop 1973; Heuser-Schreiber 1982; Linden 1983; Reimer 1985; Linden u. Janssen 1986; Teusch u. Finke 1987; Ulrich 1987). Die einhellige Meinung ist, daß von der Art der ärztlichen Gesprächsführung wesentlich die Güte der ggf. zu erhebenden diagnostischen Informationen und vor allem auch die erforderliche Einbeziehung des Patienten in die Behandlung abhängen. Dies gilt in allen medizinischen Fächern und in der Psychiatrie in besonderer Weise. Bei der Erhebung des psychopathologischen Befundes wie auch bei der Behandlung psychisch Kranker kommt dem Gespräch mit dem Patienten eine vorrangige Bedeutung zu, da viele differentialdiagnostisch und therapeutisch relevante Informationen ausschließlich über das Gespräch zwischen Arzt und Patient erhoben werden können.

Besonders viel Aufmerksamkeit unter diesem Gesamtthema hat in der Literatur das sog. Erstinterview bzw. die Anamneseerhebung gefunden (Dahmer 1970; Schmidt u. Kessler 1976; Habeck 1977; Kemmler u. Echelmeyer 1978; Kind 1978). Der Grund hierfür ist, daß dem Anamnesegespräch zum einen besondere Bedeutung zukommt, da hier die Informationen erhoben werden, die möglicherweise für die gesamte weitere Behandlung entscheidend die Weichen stellen. Zum anderen wird aber auch zwischen Arzt und Patient das gemeinsame Arbeitsbündnis begründet, so daß sich initiale Störungen der gegenseitigen Kontaktaufnahme ggf. langfristig negativ auswirken können. Schließlich kommt den Anamneseerhebungsgesprächen auch rein quantitativ eine vorrangige Bedeutung zu, da dies bei vielen Arzt-Patient-Begegnungen die intensivsten und längsten Gesprächskontakte sind, an die häufig dann nur noch sehr kurze und u. U. sporadische Folgetreffen anschließen (Linden u. Albrecht 1981).

Betrachtet man die verschiedenen Empfehlungen zum Erstgespräch bzw. der Anamneseerhebung, dann sind zwei Aspekte voneinander zu unterscheiden. Das eine ist die inhaltliche Ebene, d. h. die Frage nach den Inhalten und Themen, die in solchen Gesprächen behandelt werden sollen. Hierfür gibt es zwangsläufig keine einheitlichen Richtlinien, da sich die Inhalte eines Erstkontaktes bzw. Anamnesegespräches wesentlich unterscheiden werden, je nachdem, ob ein solches Gespräch der psychiatrischen Befundung, der Indikationstellung für eine Psychotherapie oder der Einleitung einer organ-medizinischen Behandlung dienen soll. Weitgehend unabhängig von solchen inhaltlichen Gesichtspunkten ist als zweiter Aspekt die Interaktion zwischen Arzt und Patient zu betrachten. Empfehlungen auf dieser Ebene für eine gute Gesprächsführung sind über alle Autoren hinweg recht einheitlich. Sie werden auch als Basisverhalten jedweder therapeutischen Interaktion beschrieben (Linden u. Janssen 1986). Dazu gehören insbesondere Eigenschaften wie Zuhören können, den Gegenüber verstehen, Interesse am Gegenüber, unkonditionales Akzeptieren, einfache und verständliche Sprache usw.

Zur Qualität ärztlicher Gesprächsführung

Die Fähigkeit zu einer angemessenen Gesprächsführung scheint manchen Menschen angeboren (Truax u. Carkhuff 1973). Einschlägige empirische Untersuchungen, die das Verhalten von Therapeuten bei Erstgesprächen und Anamneseerhebungen empirisch beobachtet haben, zeigen, daß davon jedoch keineswegs durchgängig ausgegangen werden kann. Im Gegenteil wird immer wieder auf erhebliche Defizite in der Technik der Gesprächsführung hingewiesen (Maguire et al. 1978, 1982; Keane et al. 1982; Linden

u. Janssen 1986; Cassata 1983; Muslin et al. 1981). Die beobachteten Probleme sind vielfältig. Da, wo vom Arzt zugehört werden soll, werden eigene Meinungen eingebracht, statt ein Thema festzuhalten, wird zufälligen Assoziationen gefolgt, statt den Patienten mit offenen Fragen zum Reden zu ermuntern, wird er mit geschlossenen Fragen auf Details festgelegt, statt mit geschlossenen Fragen präzise Informationen zu erheben, werden mit offenen Fragen unkonkrete und allgemeine Antworten provoziert, statt unkonditionalem Akzeptieren werden eigene Bewertungen abgegeben usw. In der empirischen Literatur wird von daher auch sehr übereinstimmend die Forderung erhoben, daß der Ausbildung von Therapeuten in der Gesprächsführung hinreichende Aufmerksamkeit gewidmet werden sollte.

Ausbildung in Gesprächsführung

Eine Verbesserung der individuellen Kompetenz zur therapeutisch-adäquaten Gesprächsführung wird sich sicherlich mit wachsender Berufserfahrung ergeben. Dieser spontane Lernprozeß führt, wie die bereits mehrfach zitierte Literatur zeigt, jedoch keineswegs immer zu einem befriedigenden Ergebnis und kann fraglos durch ein systematisches Training verbessert werden (Maguire 1982). An eine solche systematische Ausbildung in Gesprächsführung sind allerdings einige methodische Anforderungen zu stellen, wenn es tatsächlich zu einer Verhaltensänderung kommen soll.

Als erstes muß es möglich sein, das Interviewverhalten direkt beobachten zu können. Selbstberichte allein genügen nicht, da sie nach allen Erfahrungen zu unzuverlässig sind. Die Korrelation zwischen Selbstbericht des Auszubildenden einerseits und tatsächlich objektiv beobachtetem Verhalten andererseits ist in aller Regel sehr gering (Xenakis et al. 1983). Dies ist leicht verstehbar, da fast per definitionem unzureichendes Gesprächsverhalten dem Interviewer selbst in der Regel nicht bewußt sein wird, da er es ja sonst von vornherein versuchen würde zu verändern.

Eine weitere Erfahrung ist, daß es wenig hilfreich ist, wenn in allgemeiner Form über gute Gesprächsführung als solche gesprochen wird, sondern daß Lerneffekte um so eher eintreten, je konkreter und spezifischer einzelne Verhaltensweisen angesprochen und zurückgemeldet werden und vor allem auch je mehr Wert auf ein übendes Vorgehen gelegt wird (Keane et al. 1982; Maguire et al. 1978). Daraus ergibt sich die Notwendigkeit, daß eindeutige Zielvorgaben für das einzuübende Verhalten gegeben sein müssen und typische Verhaltenssequenzen beschreibbar und wiederholbar sein müssen. Ideal ist hierzu, wenn neben der Beobachtung und Rückmeldung über Dritte auch eine unmittelbare Selbstbeobachtung möglich ist, idealerweise auch auf eine Art, bei der die gleiche Verhaltenssequenz wiederholt angesehen und geübt werden kann.

Die Vorteile von Video in der Gesprächsausbildung

Alle eben genannten Kriterien für eine gute Ausbildung in Gesprächsführung, nämlich die Möglichkeit zur Verhaltensbeobachtung, die Konzentration auf konkret definierte Einzelverhaltensweisen, Selbst- und Fremdbeobachtung und beliebige Wiederholbarkeit einzelner Verhaltenssequenzen sind idealerweise mit dem Einsatz von Video in der Ausbildung zu erreichen.

Videoaufnahmen erlauben, verbales wie auch averbales Verhalten zu beobachten. Ein Anamnesegespräch kann in kleine Sequenzen unterteilt werden bis hin zum Standbild. Einzelne Sequenzen lassen sich beliebig häufig wiederholen und besprechen. Es lassen sich auch Veränderungen des Therapeutenverhaltens durch den Vergleich früherer mit späteren Aufnahmen aufzeigen. Es kann auch ein Lernen am Modell stattfinden, indem Aufnahmen beispielhafter Gesprächsführung vom Lernenden angesehen werden. Aufnahmen können vom Lernenden selbst, vom Supervisor wie auch von beiden gemeinsam angesehen und als Grundlage für konkrete Verhaltensempfehlungen benutzt werden.

Die moderne Videotechnik ist darüber hinaus auch relativ preiswert, handlich, leicht zu bedienen und qualitativ so gut, daß sie ohne großen materiellen oder personellen Aufwand eingesetzt werden kann. Aufnahmen können sogar von den Aufzunehmenden selbst gestartet und durchgeführt werden, was der Praktikabilität erheblich zu Gute kommt.

Beschreibung einer videogestützten Ausbildung in Gesprächsführung und Anamneseerhebung

Um die genannten Vorteile der Videotechnik in der Ausbildung von Gesprächs- und Anamneseverhalten nutzen zu können, bedarf es allerdings einiger Erfahrungen im Umgang mit diesem Medium, und zwar im Hinblick auf die Gestaltung der Aufnahmesituation, die Analyse der verbalen Gesprächsanteile und die Beobachtung des averbalen Verhaltens. Es sollen deshalb zu diesen drei Punkten im folgenden Erfahrungen und Empfehlungen mitgeteilt werden, wie sie sich bei der Durchführung von vielen Ausbildungskursen in den letzten Jahren an der eigenen Klinik bewährt haben.

a) Die Aufnahmetechnik. Obwohl in der Klinik ein eigenes Videostudio zur Verfügung steht, wurde dennoch bewußt als Aufnahmeraum ein normales Arztzimmer gewählt mit einem handelsüblichen Videorecorder und einer kleinen, auf einem Stativ montierten Handkamera. Im Bild sind Arzt und Patient zu sehen, die sich im rechten Winkel an einem Schreibtisch gegenübersitzen. Dies ermöglicht eine symmetrische Betrachtung des Arzt- und Patientenverhaltens und deren Veränderung in wechselseitiger Abhängigkeit voneinander. Wichtig ist auch, daß die Kamera in etwa auf Augenhöhe montiert ist, da sowohl Aufnahmen von oben wie von unten den affektiven Gehalt der aufgenommenen Szene verfälschen können. Von Vorteil ist zudem, wenn der Schreibtisch unten offen ist und die Beinhaltung mitgesehen werden kann.

Im Hintergrund ist eine Uhr montiert. Dies ermöglicht, einzelne Gesprächsabschnitte auf der Zeitachse einander zuzuordnen. Die Uhr ist auch deshalb wichtig, weil beim Abspielen von Videoaufnahmen die Zeit in der Regel sehr viel langsamer zu vergehen scheint als in der tatsächlichen Interaktionssituation, so daß bei der Betrachtung einzelner Gesprächsabschnitte über die objektive Zeit eine Korrektur des subjektiven Eindrucks erfolgen kann.

Die Bedienung der Aufnahme geschieht durch den Arzt selbst. Bevor der Patient ins Zimmer kommt, werden Kamera und Recorder eingeschaltet und die Kamerastellung auf einem Monitor kontrolliert. Der Monitor wird während des Gespräches ausgeschaltet. Bevor der Interviewer den Patienten ins Zimmer holt, wird in der Regel dann die Aufnahme gestartet, damit bereits die Begrüßung des Patienten beim Betreten des Zimmers und die Art, wie Arzt und Patient Platz nehmen, mit aufgenommen wird.

b) Verbale Gesprächsanteile. Welche Informationen in einem Anamnesegespräch angesprochen werden sollen, hängt, wie bereits erwähnt, natürlich von dem Zweck des jeweiligen Gespräches ab (Kemmler u. Eichelmeyer 1978). So gibt es für die psychiatrische Anamneseerhebung sehr umfangreiche Informationskataloge, die bei der Familienanamnese beginnen und über Altfamilie, Neufamilie, soziale Beziehungen, allgemeine Anamnese bis hin zur speziellen Anamnese führen (Kind 1978). Für die Beurteilung des verbalen Gesprächsverhaltens ist es aber nicht nur erforderlich zu überprüfen, ob die erforderlichen Informationen im Verlauf des Gespräches auch tatsächlich angesprochen worden sind, sondern in welcher Reihenfolge dies geschehen ist und auf welche Art. Reihenfolge und Art, in der Informationen im Anamnesegespräch erhoben werden, entscheiden darüber, ob das Anamnesegespräch zeitökonomisch geführt wurde und ob die erhobenen Informationen hinreichend präzise und valide sind.

Unter diesem Aspekt lassen sich in der psychiatrischen Anamneseerhebung verschiedene Phasen in der Durchführung unterscheiden (Linden 1982), bei denen verschiedene Inhalte im Vordergrund stehen und die auch ein jeweils unterschiedliches Frageverhalten erfordern. So steht etwa am Anfang die aktuelle Anamnese mit allgemeinen und offenen Fragen, durch die der Patient ermuntert werden soll, möglichst frei über seine Beschwerden zu berichten. Im Vergleich hierzu dominieren direkte und geschlossene Fragen beispielsweise in der Phase der biographischen Anamneseerhebung, damit vom Patienten konkrete und spezifische Informationen berichtet werden (Linden u. Janssen 1986).

Bei der videounterstützten Ausbildung in Gesprächsführung kann nun die Aufnahme eines Anamnesgespräches zunächst einmal daraufhin untersucht werden, ob einzelne Gesprächsabschnitte überhaupt voneinander abzugrenzen sind, welchen Zeitanteil am Gesamtgespräch sie jeweils eingenommen haben und inwieweit die Art der Gesprächsführung dem jeweiligen Gesprächsabschnitt entsprochen hat.

An eine solche Betrachtung des Videobandes schließen sich in aller Regel dann typische Übungsaufgaben an, wie beispielsweise in den ersten drei Gesprächsminuten auf jegliche geschlossene Frage zu verzichten und stattdessen ausschließlich mit offenen Fragen dem Patienten zu einem spontanen Bericht zu verhelfen.

c) Averbales Verhalten. Während die Beobachtung des verbalen Verhaltens ggf. auch durch einen Tonbandmitschnitt möglich wäre, liegt der eindeutige Vorzug der Videoaufnahme darin, daß auch das averbale Verhalten in die Beobachtung und die Ausbildung miteinbezogen werden kann. Das averbale Verhalten trägt wesentlich zur affektiven Ausgestaltung der Anamnesesituation bei. Unter diesem Aspekt ist ein wichtiger Beobachtungsgegenstand die Körperhaltung, auf die im folgenden beispielhaft näher eingegangen werden soll. Dabei ist vorab darauf hinzuweisen, daß es gerade bezüglich der Körperhaltung nicht darum geht, verschiedene Untersucher quasi auf eine Schablone hin zu trainieren oder zwischen „guter" und „schlechter" Körperhaltung zu unterscheiden. Stattdessen geht es darum, bei jedem einzelnen Untersucher eine Sensibilität dafür zu wecken, welche verschiedenen Ausdrucksgehalte man selbst bei unterschiedlichen Körperhaltungen hervorruft. Welche dieser Ausdrucksmomente man dann bei welchem Patienten zu welchem Gesprächsabschnitt realisieren möchte, ist eine Frage, die erst an zweiter Stelle und zu einem späteren Zeitpunkt zu beantworten ist.

Die Analyse der Körperhaltung des Untersuchers konzentriert sich vorrangig auf Veränderungen um die Haupt-Körperachsen. So kann schon durch leichte Drehbewegungen um die Längsachse der nonverbale Kontakt zwischen Arzt und Patient ein gänzlich anderer werden. Drehungen um die Längsachse durch Umlegen z. B. des rechten auf den linken Arm (Abb. 1 a) hin zum Patienten oder eine entsprechende Drehung weg vom Patienten (Abb. 1 b) geben der gleichen verbalen Äußerung unter Umständen eine völlig unterschiedliche Bedeutung. Ähnliches gilt auch für Vorwärts- und Rückwärtsbewegungen (Abb. 1 c, d) sowie für Änderungen in der Körperhöhe (Abb. 1 e). Schließlich sind auch durch Bewegungen und Gestik der Extremitäten (Abb. 1 f, g) deutliche Akzentunterschiede im Gespräch zu setzen. Die Erfahrung zeigt, daß die spontane Fähigkeit zur Variation eher gering ist und daß selbst die

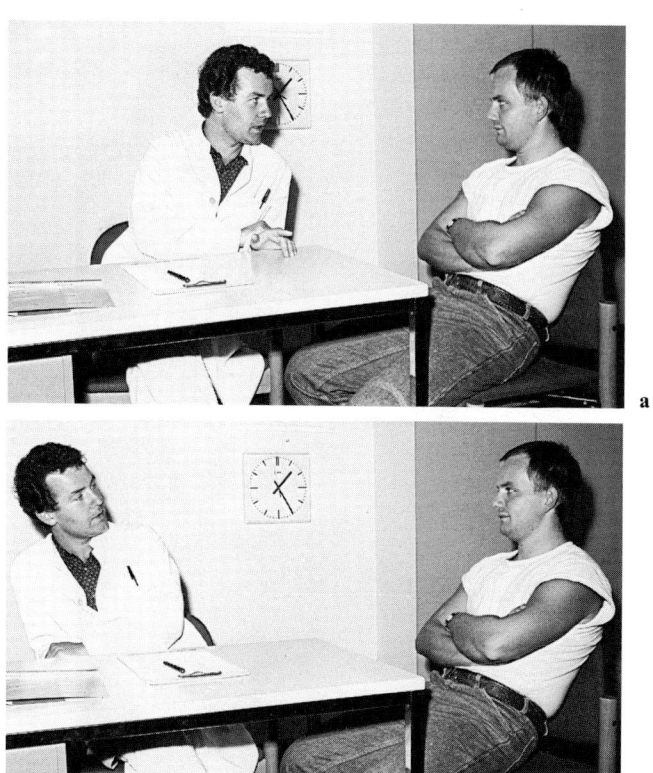

a

b

Abb. 1. a Die Analyse des nonverbalen Kontaktes zwischen Arzt und Patient am Beispiel der Körperhaltung: Veränderungen in den Hauptkörperachsen des Arztes geben seiner verbalen Äußerung unter Umständen verschiedene Bedeutungen, die im Videofeedback analysiert und geschult werden (s. Abb. 1 a–1 g): Der nonverbale Ausdruck der Zuwendung zum Patienten wird z. B. allein durch das Umlegen des rechten Arms auf den linken verändert. **b** Drehung um die Längsachse: Abwendung vom Patienten durch das Umlegen des linken auf den rechten Arm. **c** Veränderung des nonverbalen Verhaltens durch Vorwärtsbewegung. **d** Auch eine Rückwärtsbewegung durch das Zurücklehnen des Arztes verändert die Gesprächssituation. **e** Ein weiteres Beispiel für Veränderungen im nonverbalen Verhalten des Arztes stellt eine Änderung in der Körperhöhe z. B. durch Zusammensinken im Stuhl dar. **f** Exemplarisch gibt die Abbildung die nonverbale Akzentuierung einer Gesprächssituation durch eine deutliche Gestik der Extremitäten wider. **g** Veränderungen in der Körperhaltung und unterstreichende Gestik der Hände sind wichtige nonverbale Bestandteile eines Arzt-Patient-Gespräches, die durch eine Videoanalyse verbessert werden können

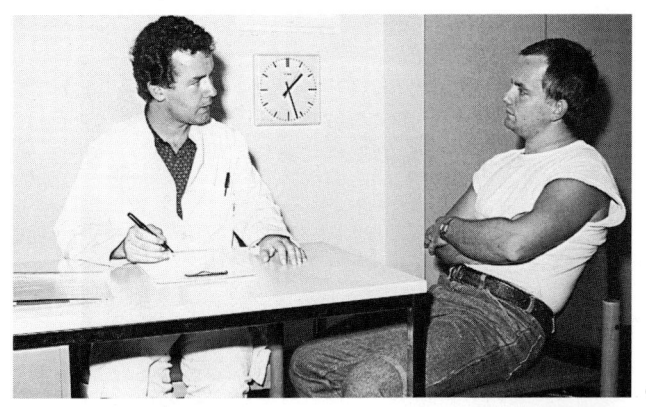

c

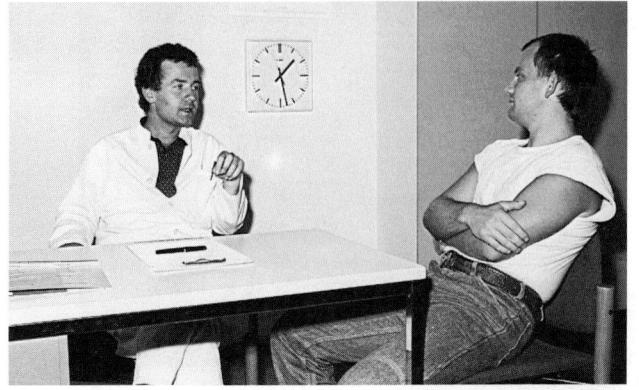

d
e

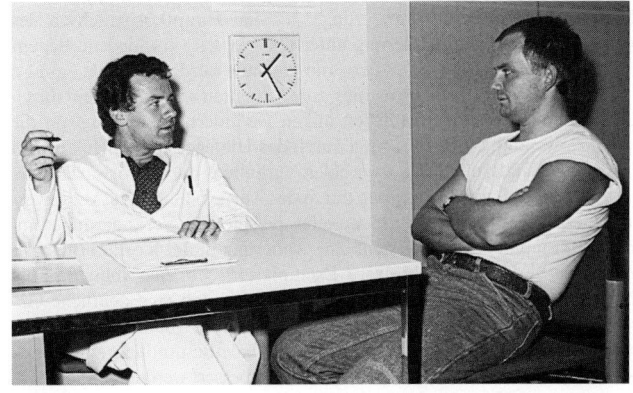

Abb. 1 c–g

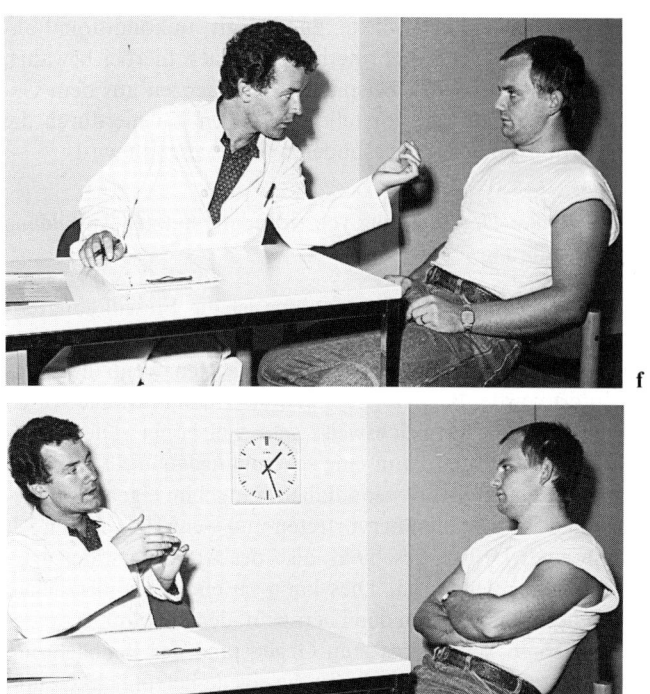

f

g

Aufforderung, probeweise einmal Extrempositionen einzuführen, kaum zu wirklichen Verhaltensänderungen führt. Eine Differenzierung im Ausdrucksrepertoire erfordert dann nicht selten geradezu pantomimische Übungssitzungen.

Das averbale Verhalten ist in der Folge dann stets mit dem verbalen in Beziehungen zu setzen, um zu einer Gesamtbeurteilung des Ausdrucks und vor allem der emotionalen Tönung der Arzt-Patient-Beziehung zu kommen. Es bietet sich hierzu an, auf bekannte Ratingskalen zur Beurteilung des therapeutischen Basisverhaltens zurückzugreifen (Truax u. Carkhuff 1973) und für bestimmte Gesprächssequenzen beispielsweise zu beurteilen, inwieweit der Arzt empathisch wirkte, zugewandt, unkonditional akzeptierend usw. Als eine Lehrmethode hat sich hierbei bewährt, den Auszubildenden selbst beispielhafte Sequenzen aus dem Gespräch heraussuchen und vorstellen zu lassen, da hierdurch die Diskriminationsfähigkeit in besonderer Weise geschult wird.

Probleme mit der Durchführung von videounterstützter Ausbildung in Gesprächsführung

Voraussetzung für jede Videoaufnahme ist die Einwilligung des Patienten. Es hat sich gezeigt, daß Patienten selten Einwände gegen eine Videoaufzeichnung des Gesprächs hatten, wenn ihnen das Ziel erläutert wurde. Bei den Ärzten ist die Hemmschwelle vor einer Videoaufnahme vergleichsweise sehr viel höher. Die Selbstkonfrontation im Video kann eine sehr unangenehme Erfahrung sein. Dies gilt um so mehr, wenn dabei Mängel im eigenen Aussehen und eigenen Verhalten hervortreten und wenn dies auch noch im Beisein eines Dritten geschieht, also des Ausbilders, der u. U. sogar noch Vorgesetzter ist. Dies kann zu einem schmerzlichen Rollenwechsel führen, wenn der Therapeut, der gewohnt ist, andere zu beobachten, jetzt selbst zum Gegenstand der Beobachtung wird. Da so etwas z. T. sehr nahe an die eigene Persönlichkeit und Intimität herangehen kann, gibt es hierfür sicherlich keine generellen Lösungsempfehlungen, außer daß der Ausbilder sich dieser Problematik in besonderer Weise bewußt sein muß und dies auch im gesamten Ausbildungsverlauf stets berücksichtigen sollte.

Ein anderes wichtiges Problem ist die Zeitfrage. Die Erstellung der Videoaufnahme selbst verlangt kaum zusätzlichen Zeitaufwand. Sie anschließend anzusehen, auszuwerten und zu besprechen, erfordert jedoch in der Regel das Vierfache der Dauer der Videoaufnahme selbst. Dies kann für den Auszubildenden wie den Ausbilder zu einer erheblichen zeitlichen Belastung werden. Voraussetzung ist also, daß, wie für jede Art von Supervision, auch für eine Ausbildung in Gesprächsführung feste Zeiten reserviert werden, sinnvollerweise im Sinne eines Kurses von etwa 10 Std. im Verlaufe eines Vierteljahres. In einem solchen Rahmen können durchaus hinreichende erste Erfahrungen gesammelt werden. Nach den eigenen Erfahrungen bleibt aber festzuhalten, daß der erforderliche Zeitaufwand das größte Problem darstellt, die zu machenden Lernerfahrungen aber jederzeit den Einsatz lohnen.

Schlußfolgerungen

Die Anamneseerhebung ist eine hervorragende Gelegenheit, die ärztliche Gesprächsführung grundsätzlich zu schulen, da in den Erstgesprächen sowohl Informationen über die Vorgeschichte, die jetzigen Beschwerden und den psychopathologischen Befund erhoben werden wie auch differentialdiagnostische Überlegungen entwickelt und entscheidende Weichen für den weiteren Therapieverlauf gestellt werden. Des weiteren wird die Motivation des Patienten zur Mitarbeit an der Behandlung und die Beziehung zwischen Arzt und Patient in den Erstgesprächen begründet. Damit ist in den Anamnesegesprächen eine sehr große Vielfalt an unterschiedlichem Gesprächsverhalten erforderlich, das zudem relativ gut präzise zu beschreiben ist. Außerdem kommen Anamnesegespräche zumindest im stationären psychiatrischen Rahmen sehr häufig vor, so daß ein kontinuierlicher Lern- und Entwicklungsprozeß möglich wird.

Um den Auszubildenden in der Gesprächsausbildung konkrete Verhaltensempfehlungen geben zu können, ist eine direkte Beobachtung des Gesprächs notwendig, was mit Video technisch einfach zu machen ist. Besonders wichtig ist, daß dabei verbales und averbales Verhalten gleichzeitig zu beobachten sind.

Durch videounterstützte Supervision kann der Auszubildende sein therapeutisches Repertoire erweitern. Die Ausbildung in der ärztlichen Gesprächsführung ist ein Weg, die Qualität ärztlichen Handelns zu optimieren, gerade in der Psychiatrie, wo der Arzt-Patient-Beziehung eine besondere Bedeutung zukommt. Probleme aufgrund von Hemmungen auf Seiten des Auszubildenden oder wegen der zeitlichen Anforderungen können überwunden werden und sollten nicht davon abhalten, die Möglichkeiten, die Video in der Weiterbildung bietet, extensiv zu nutzen.

Literatur

Cassata DM (1983) Physician interviewing and counceling training. Int J Adv Couns 6:297–305

Dahmer J (1970) Anamnese und Befund. Thieme, Stuttgart

Froehlich RE, Bishop FM (1973) Die Gesprächsführung des Arztes. Springer, Berlin Heidelberg New York

Habeck D (1977) Systematische Aspekte der Anamnestik und Anamnese. Med Welt 28:8–22

Helmchen H, Renfordt E (1978) Fernsehen in der Psychiatrie. Thieme, Stuttgart

Heuser-Schreiber H (1982) Arzt und Patient im Gespräch. Aesopus-Verlag, Basel

Keane TM, Black JL, Collins FL, Vinson MC (1982) A skills training program for teaching the behavioral interview. Behav. Ass. 4:53–62

Kemmler L, Echelmeyer L (1978) Anamneseerhebung. In: Pongratz LJ (Hrsg) Handbuch der Psychologie, Bd. 8, 2. Hogrefe, Göttingen

Kind H (1978) Das psychiatrische Erstinterview. Der Nervenarzt 49:255–260

Linden M (1982) Phasen der Anamneseerhebung in der Psychiatrie. Psychiatrische Klinik und Poliklinik der FU Berlin 1982, unveröffentlichtes Manuskript

Linden M (1983) Ärztliche Gesprächsführung. Edition Hoechst, Frankfurt

Linden M (1986) Das pharmakotherapeutische Gespräch. Münch Med Wschr 128:513–515

Linden M, Albrecht J (1981) Individueller Arzt-Patient-Kontakt auf einer psychiatrischen Akutstation. Psychother, Psychosom, Med, Psychol 31:87–90

Linden M, Janssen T (1986) Einübung psychotherapeutischer Kompetenzen durch videounterstützte Supervision der Anamneseerhebung in der Psychiatrie. Zeitschr Personzentr Psychother 5:333–345

Maguire P (1982) Psychiatrists also need interview training. Brit J Psychiat 141:423–424

Maguire P, Roe P, Goldberg D, Jones S, Hyde C, O'Doyd T (1978) The value of feedback in teaching interviewing skills to medical students. Psychol Med 8:695–704

Muslin HL, Thurnblad RJ, Meschel G (1981) The fate of the clinical interview: An observational study. Amer J Psychiat 138:822–825

Reimer C (1985) Ärztliche Gesprächsführung. Springer, Berlin Heidelberg New York

Renfordt E (1974) Audio-visuelle Methoden in der Psychiatrie. Nervenarzt 45:505–509

Schmidt LR, Kessler BH (1976) Anamnese. Beltz, Weinheim

Triax CB, Carkuff RC (1973) Toward effective counseling and psychotherapy: Training and practice. Aldine, Chicago

Teusch L, Finke J (1987) Grundlagen des ärztlichen Gesprächs. Münch Med Wschr 129:39–41

Ulrich R (1987) Beratungs- und Konfliktbewältigungsgespräche. Münch Med Wschr 129:42–44

Xenakis SN, Hoyt MF, Harmar CR, Horowitz MJ (1983) Reliability of self-reports by therapists using the therapist action scale. Psychotherapy 20:314–320

Video in der analytischen Psychotherapie und Psychosomatik – Vorstellung eines didaktischen Konzepts zur Übung von Erstanamnesen

S. WILKE

In der Abteilung für Psychosomatik und Psychotherapie des Klinikums Charlottenburg der Freien Universität Berlin gliedert sich die mit Videounterstützung durchgeführte Lehre hauptsächlich in 2 Kurstypen:

– dem Pflichtpraktikum für Medizinstudenten kurz vor dem 2. Staatsexamen (Rudolf 1976; Stille 1980). Der Hauptakzent hier liegt auf der unmittelbaren Begegnung mit Patienten, Video wird ergänzend eingesetzt.
– einem Interessentenkurs für Medizin- und Psychologiestudenten, woran gelegentlich auch niedergelassene und Klinikärzte sowie Seelsorger teilnehmen. Dieser Kurs wird hauptsächlich auf Video gestützt.

Neben einer Aufgabe dieser Übungen, die Teilnehmer zur diagnostischen Gesprächsführung mit psychosomatisch oder neurotisch erkrankten Patienten anzuleiten, bietet der Einsatz von Videobändern vielfältige Möglichkeiten, einen besonders detaillierten Einblick in Erstgesprächs- und Therapiesituationen zu erhalten (zu Psychotherapien vgl. Froehlich 1970; Stille 1978, 1983; Rudolf 1983). Dabei ist diese „Trockenübung" durchaus nicht als zweite Wahl zu verstehen oder Verlegensheitslösung, weil für die Kurse teilweise nicht genügend zu explorierende Patienten zur Verfügung stehen. Vielmehr können wegen der flexiblen Handhabung des Videos und der angstfreieren Atmosphäre für die Kursteilnehmer Chancen genutzt werden, die in der Live-Situation einer Übungsanamnese gar nicht vorhanden sind.

Das Erstgespräch in der psychoanalytischen Ausrichtung ist vor allem durch seine inhaltliche Offenheit und geringe formale Strukturierung gekennzeichnet. Die Eröffnungsfrage lautet meist ähnlich wie „nun erzählen Sie mal" oder „was führt Sie her". Der Patient erhält somit vor allem in der Anfangsphase breiten Raum, sich und seine Persönlichkeit darzustellen und dem Therapeuten sein persönliches Beziehungsangebot zu machen, bevor dieser mit Nachfragen eingreift. Von dessen Seite wiederum sind besonders die sich entwickelnde Beziehungsdynamik mit beginnender Übertragung und Gegenübertragung und die Art der Selbstdarstellung des Patienten Fokus seiner Aufmerksamkeit. Diese Aufmerksamkeit, die sich erst in zweiter Linie auf Faktisches wie beispielsweise Art und Zahl von Vorerkrankungen, Daten u. ä. konzentriert, unterscheidet sich von der allgemeinärztlichen vor allem dadurch, daß die eigene Person des Untersuchers quasi als Medium und Diagnoseinstrument benutzt wird. Da es sich hierbei um eine in Studium und ärztlicher Praxis wenig geübte Form der Wahrnehmung handelt, muß sie entweder anhand eigener Anamneseführungen oder aber mit Hilfe von Videotraining erfahren und erlernt werden.

Im folgenden sollen ausgewählte Anwendungsmöglichkeiten anhand eines konkreten didaktischen Konzepts mit einigen Beispielen vorgestellt und ausführlich beschrieben werden. Es geht hier hauptsächlich um verbal-interaktionelle Aspekte in psychoanalytisch-psychosomatischen Erstanamnesen und weniger etwa um Diagnosestellung (Schneider-Helmert 1977). Der Hauptvorteil eines Videokurses liegt darin, daß Anamnesen- oder Therapiegespräche sequenziell dargestellt und diese Sequenzen beliebig oft wiederholt, unterbrochen oder vertieft werden können, um beispielsweise auf Besonderheiten in der Interaktion hinzuweisen. Ein mögliches Vorgehen dabei ist das folgende: Es wird zunächst nur die Initialphase, d. h. die ersten 3–5 Min. der Anamnese vorgespielt und das Band dann abgeschaltet. Nach der Sammlung von allerersten, noch thematisch völlig ungeordneten Eindrücken der Studenten vom Patienten kann versucht werden, diese Eindrücke auf den verschiedenen Ebenen der Wahrnehmung und Darstellung zu systematisieren. Auf seiten des Patienten können folgende Bereiche interaktionell und diagnostisch wertvoll sein:

I. Äußeres Auftreten:
   - Schätzung des Alters (Patient sieht beispielsweise viel älter aus, als er ist)
   - Aussehen, Aufmachung (Frisur, Kleidung etc.)
   - Mimik
   - Gestik
   - „Typ" (z. B. „Hausfrau", „Manager")
   - Stimme, Art zu reden (z. B. monoton, kindlich etc.)

II. Kontaktverhalten: Wie stellt der Patient den Kontakt zum Untersucher her, z. B.:
   - spricht ihn direkt an und appelliert an seine therapeutisch-institutionelle Kompetenz,
   - verweist auf andere Autoritäten, die entweder geholfen oder nicht geholfen haben,
   - gibt sich hilfsbedürftig,
   - oder besonders autonom,
   - spricht ununterbrochen, ohne den Therapeuten einzubeziehen,
   - oder stockend und pausenreich mit dem Angebot an den Untersucher, nachzufragen,
   - macht Dringlichkeit des Anliegens sofort klar,
   - oder läßt Leidensdruck und therapeutischen Appell im unklaren,
   - erzählt er beispielsweise belastende Erlebnisse so „lapidar", daß der Untersucher deren Schwere nicht erkennen kann etc.

III. Faktische Ebene:
   - Was erzählt der Patient an welcher Stelle der Gesprächseröffnung,
   - womit beginnt er das Gespräch (Überweisungsweg, letzte Krise, lange Symptomschilderungen etc.),
   - auf welche Fakten legt er besonderen Wert,
   - was hat er bezüglich seines Leidens schon unternommen, der wievielte Anlaufpunkt ist die hiesige Abteilung etc.

Bei den aufgeführten Fragestellungen handelt es sich um exemplarische Möglichkeiten des Herangehens, die natürlich hier nur ausschnitthaft dargestellt werden können.

Von seiten des Therapeuten bzw. der Studenten ist besonders die Ebene der „ersten Anmutung" wichtig, die auch schon Aspekte von Übertragung und Gegenüberstellung beinhalten kann (s. ausführliche Darstellungen von Racker 1982; Moeller 1977). Dementsprechendes Material könnte zu folgenden Themen gesammelt werden:

- wie wirkt der Patient auf mich (bezüglich der 3 oben angeführten Bereiche),
- welchen Eindruck möchte er offenbar vermitteln und wie kommt dieser bei mir an,
- macht er mich neugierig auf sich und seine persönliche Geschichte
- oder habe ich Mühe, mich einzufühlen und der Schilderung zu folgen,
- fühle ich mich in meiner therapeutischen Kompetenz angesprochen und ggf. herausgefordert,
- habe ich evtl. den Ehrgeiz, der-/diejenige zu sein, die den Patienten endlich Hilfe bietet (vgl. I., Punkt 2),
- möchte ich den Patienten in eigene Therapie nehmen oder eigentlich so schnell wie möglich wieder loswerden,
- macht der Patient mich klein und hilflos oder spüre ich bei ihm den Wunsch, in mir den perfekten Helfer sehen zu wollen?

Auch bei dieser Auflistung von Therapeutenreaktionen auf das initiale Verhalten des Patienten kann es sich nur um einen kleinen Ausschnitt handelt, der überhaupt erst einmal für diesen, sonst so wenig beachteten Bereich sensibilisieren soll. Vor allem negative und ablehnende Gefühle dem Patienten gegenüber („möchte den Patienten wieder loswerden") werden in den übrigen Bereichen der Medizin kaum zum Thema gemacht, so daß es oft länger dauert, sie in einem solchen Kurs öffentlich zuzugeben und nach Modalitäten zu suchen, damit adäquat umzugehen. Es kann dann aber meist sehr deutlich erlebt werden, daß Gefühle zu dem Patienten ohnehin immer vorhanden sind und erst bei Bewußtwerden derer Qualität sinnvoll in die Begegnung und Indikation zur Behandlung einbezogen werden können. Wichtig ist auch anzumerken, daß die Beziehungskonstellation innerhalb der Anamnese Schlüsse auf die Beziehungen zuläßt, die der Patient sonst hat und das Erstgespräch somit hinweisenden und exemplarischen Charakter annimmt, der diagnostisch ausgewertet werden kann.

Soweit zu sprachlich-interaktionellen Prozessen, nun noch zu nonverbalem Geschehen: Um den Blick für diesen Bereich der Diagnostik zu schärfen, ist es oft hilfreich, zu Anfang des Kurses die ersten Minuten ganz ohne Ton laufen zu lassen, um lediglich einen ersten Eindruck über die nonverbalen Aspekte der Begegnung zu erhalten. Fragen könnten sich z. B. auf das angenommene Thema richten, worüber der Patient wohl gerade spricht und welcher Art seine Gefühlsverfassung dabei ist, oder ob er den Therapeuten auch mimisch und gestisch in das Gespräch mit einbezieht.

Ein weiteres didaktisches Vorgehen: Nachdem die Sammlung von Eindrücken über den Patienten und die eigene Versuchstherapeutenhaltung diesem gegenüber ansatzweise angesprochen wurde, sollen die Studenten selbst die nächsten Fragen an den Patienten oder mögliche Interventionen entwerfen, bevor die des Therapeuten auf dem Videoband gezeigt werden. Dies führt meist zu einer lebhaften und teilweise auch kontroversen Diskussion, die sich oft darum dreht, ob man diese oder jene Frage dem Patienten zu einem bestimmten Zeitpunkt zumuten dürfte und welche Reaktionen er wohl darauf zeigte („das kann man doch nicht fragen, das ist zu scharf formuliert; das würde ich mich jetzt noch nicht trauen zu fragen, vielleicht am Schluß des Gespräches; das hält der Patient wahrscheinlich nicht aus; darauf würde ich auch nicht antworten" etc.).

Insgesamt kann die folgende Gesprächsdynamik je nach Intervention vorphantasiert werden, wobei z. B. oft männliche Studenten auf die Hilfsappelle weiblicher Patienten anders reagieren würden als deren weibliche Kollegen. Dabei ergibt sich meist, daß durchaus mehrere, nebeneinander gleichberechtigte Gesprächsführungsstile existieren und es nicht nur einen „richtigen", nämlich den des Therapeuten, gibt. Dies ist ein Wunsch, den Studenten sehr oft äußern, sich nämlich an einem vermuteten, einzig korrekten Beispiel anzulehnen. Gleichzeitig kann erörtert werden, welche persönliche Angst z. B. hinter einem Zurückhalten einer bestimmten Frage an den Patienten stecken könnte, die mehr mit der Person des Fragers als der Rücksichtnahme auf den Patienten zu tun hat u. ä. Die aufgrund der ersten Minuten erhobenen Hypothesen können dann durch das gesamte, nun gezeigte Gespräch verfolgt und immer wieder diskutiert werden. Meist zeigt sich trotz anfänglich großer Skepsis, daß der allererste Eindruck einen Großteil an der für den Patienten und das Gespräch typischen Dynamik bereits wiedergegeben hat, der durch den Rest der Anamnese meist ergänzt und bestätigt wird (Wilke 1987).

Durch diese Art des didaktischen Vorgehens kann in einem Kurs zum Training von psychosomatisch und psychoanalytischen Anamnesen erreicht werden, daß nicht nur das Sammeln von Daten und Fakten zum diagnostischen Beschreiben des Patienten im Hinblick auf Prognose und Indikationsstellung gelernt wird, sondern vor allem die Ebene der Wahrnehmung des Beziehungsangebotes und der jeweiligen Persönlichkeitsstruktur des Patienten bei den Kursteilnehmern deutlicher wird, die lernen, ihre eigene Person als sensibles Mittel der Wahrnehmung einzusetzen.

Literatur

Aebi E, Hartwich P, Stille D (1984) Video in Psychiatrie und Psychotherapie. Bern (Selbstverlag)

Berger MM (ed) (1970) Videotape techniques in psychiatric training and treatment. Brunner/Mazel, New York

Froelich RE (1970) Teaching psychotherapy to medical students through videotape simulation. In: Berger MM (ed) Videotape techniques in psychiatric training and treatment. Brunner/Mazel, New York, pp 55–64

Helmchen H, Renfordt E (Hrsg) (1977) Fernsehen in der Psychiatrie. Thieme, Stuttgart

Moeller ML (1977) Zur Theorie der Gegenübertragung. Psyche 31:142–166

Racker H (1982) Übertragung und Gegenübertragung. Reinhardt, München Basel

Ronge H (Hrsg) (1980) Audiovisuelle Methoden in der psychiatrischen und psychotherapeutischen Fort- und Weiterbildung. Ludwigsburg (Selbstverlag)

Rudolf G (1976) Zur Überprüfung des Lerneffekts im psychotherapeutisch-psychosomatischen Praktikum. Gr Ther Gr Dy 11:158–170

Rudolf G (1983) Verbale und nonverbale Kommunikation in der Psychotherapie. In: Stille D, Hartwich P (Hrsg) Video in der klinischen Arbeit von Psychiatern und Psychotherapeuten. Berlin, S 92–99

Schneider-Helmert D (1977) Das psychotherapeutische Erstinterview und seine Didaktik unter Verwendung der Videotechnik. In: Helmchen H, Renfordt E (Hrsg) Fernsehen in der Psychiatrie. Thieme, Stuttgart, S 5–11

Stille D (1978) Audiovisuelle Aufzeichnungen als diagnostische Hilfe in der analytischen Psychotherapie. In: Helmchen H, Renfordt E (Hrsg) Fernsehen in der Psychiatrie. Thieme, Stuttgart, S 27–30

Stille D (1980) „Erinnern, Wiederholen, Durcharbeiten" im Studentenpraktikum für Psychotherapie und Psychosomatische Medizin. In: Ronge H (Hrsg) Audiovisuelle Methoden in der psychiatrischen und psychotherapeutischen Fort- und Weiterbildung. Ludwigsburg (Selbstverlag)

Stille D (1983) Zur Interaktion zwischen Patient, Therapeut und Video. In: Aebi E, Hartwich P, Stille D (Hrsg) Video in Psychiatrie und Psychotherapie. Bern, S 193–202 (Selbstverlag)

Stille D, Hartwich P (Hrsg) (1983) Video in der klinischen Arbeit von Psychiatern und Psychotherapeuten. Berlin 1983

Wilke St, Jochens B (1987) Die Eröffnung von Erstgesprächen in der Psychosomatischen Medizin. Osnabrücker Beiträge für Sprachtheorie 37:107–130

Video in der Öffentlichkeitsarbeit

Probleme bei der Videofilmproduktion zur Öffentlichkeitsarbeit

G. WAHL

Der Film „Das Psychiatrische Landeskrankenhaus Bad Schussenried" entstand in wenigen Monaten, erstmals aufgeführt wurde er zum „Tag der offenen Tür" unseres Psychiatrischen Landeskrankenhauses Bad Schussenried. Probleme bei der Arbeit am Film ergaben sich auf vielfältigen Gebieten. Patienten, die bereit waren, Videoaufnahmen mitzugestalten, fanden sich eher im Akutbereich des Landeskrankenhauses als z. B. im Suchtbereich. Einige Schwestern, Pfleger, auch Psychologen und Sozialarbeiter des Hauses fürchteten, „auf den Film zu kommen". Die psychiatrischen Auswirkungen des Filmens auf den Stationen waren nicht nur erfreulich: Zeitweilig verschlechterte sich der Gesundheitszustand eines chronisch produktiv psychotisch Erkrankten, ein manischer Patient fühlte sich unterversorgt. Aufgrund erheblicher technischer Schwierigkeiten konnte dem Publikum am Ende nur die Kopie einer Kopie, an verschiedenen Stellen „zusammengeflickt", vorgestellt werden.

Die Bewertungen des Public-Relations-Films von Mitarbeitern aus den verschiedensten Arbeitsbereichen, Besuchern, Patienten usw. waren den Erwartungen entsprechend sehr unterschiedlich, insgesamt jedoch wohl eher positiv. Bemerkenswert erscheint die Tatsache, daß manch einer des therapeutisch wirkenden Personals auf eine in die Nähe der Idylle gerückte Darstellung der Verhältnisse im Haus hinwies.

Aus dem Problemkreis der Technik

Die Kamera

Neben der technischen Unerfahrenheit des Autors erwies sich die fehlende Autofokussierung der Kamera in Gesprächen mit Patienten als sehr nachteilig. Sobald der Patient sich aus der Schärfeebene bewegte, mußte das Bild manuell nachgestellt werden. Für den Autor verkomplizierte sich dadurch die Aufnahmesituation, da er zu gleicher Zeit die Rolle des Interviewers, Kameramannes, Ausleuchters und Regisseurs übernehmen mußte. Beim Zoomen ratterte der Motor des Gerätes so laut, daß oft wichtige Passagen im Gespräch nicht mehr zu verstehen waren. Wiederholt mußte die Videokamera von der Krankenpflegeschule ausgeliehen werden. Aufnahmen in Innenräumen konnten nur bei den üblichen Kunstlichtverhältnissen gemacht werden. Eigene Scheinwerfer standen nicht zur Verfügung. Oft zeigte sich deshalb ein farbverfälschender Gelbstich des Bildes.

Das Videogerät

Das Psychiatrische Landeskrankenhaus besitzt zwar ein Videokassettengerät, doch steht dieses nur begrenzt zur Verfügung, da es für mehrere Verwendungszwecke (u. a. auch in der Krankenpflegeschule) eingeteilt ist.

Das Videoband

Die Originalaufnahmen wurden im VHS-Modus aufgezeichnet. Die Aufnahmequalität des Masterbandes ist sehr gut. Problem: VHS erschwert die Schneidearbeit, bei einer Editierung sind sehr bald Qualitätsgrenzen erreicht.

Filmproduktion

Nach einem Hinweis von Frau Christina von Braun, einer bekannten Filmemacherin und Buchautorin („Nicht Ich"), hätte man das gefürchtete Auseinanderklaffen von Ton und Bild dadurch umgehen können, daß zuerst das Manuskript gefertigt wird und später die Bildsequenzen auf den Ton „aufmontiert" werden. Wir haben verzweifelt versucht, Bild und Ton miteinander „zu versöhnen", was leider nicht immer gelungen ist.

Studioprobleme. Die Zusammenarbeit mit einem semiprofessionellen Studio brachte viele Schwierigkeiten mit sich. Wochen mußte auf eine Spezialkamera gewartet werden, die dann doch nicht kam, um Texte ins Bild einzuschneiden. Unsaubere Schnittführung, zu laute Hintergrundmusik, die schlechte Bildqualität durch mehrmaliges Kopieren auf Beta-max, überschnelle Abfolge von Bildsequenzen, die ein Nebeneinander von Szenarios, aber kein natürliches Fließen der Bildinformation vermitteln, gehen auf Kosten der Semiprofessionalität. Zwei Tage vor der Uraufführung mußte das erste Drittel des Films noch einmal völlig neu produziert werden, da das Überspielgerät des Studios Sekunden kurz nach dem Beginn des Videofilms automatisch gelöscht hatte. Die Arbeit zur Vertonung mußte kurz vor der Vollendung unterbrochen werden, da die Kollegin, die den weiblichen Part übernommen hatte, mitten im Werken ausfiel. So kommt es, daß 3 Stimmen kommentieren. Seit geraumer Zeit suchen wir nach einer erschwinglichen und qualitativ anspruchsvollen Möglichkeit, die technischen Malfaits auszugleichen – bis heute vergeblich.

Die Filmarbeit im Krankenhaus

Von der Seite der Mitarbeiter. Vertreter des therapeutisch wirkenden Personals auf einer sozialtherapeutischen Station weigerten sich strikt, sich filmen zu lassen. Erst nach längeren Diskussionen über spezielle Wünsche in Bezug auf die Darstellung der Station im Film wären Videoaufnahmen dort möglich gewesen. Wegen der fortgeschrittenen Zeit im Produktionsplan und der vorgesehenen zeitlichen Begrenzung des Films auf etwa 40–45 Min. war aber eine differenzierte Reportage über die Arbeit der Station nicht möglich. Später wäre dies ein anderes wichtiges Projekt.

Viele Mitarbeiter zeigten sich jedoch sehr interessiert und unterstützten mit eigenem Engagement die Filmarbeit. Mit Blick auf frühere Filme von Externen über das PLK Bad Schussenried wurden wiederholt die schiefen und dem Ansehen der Psychiatrie im Hause abträglichen Beispiele aus früheren Zeiten kritisiert. Manch einer war trotz jahrzehntelanger Arbeit im Hause sehr überrascht über einige „neue Entdeckungen", die er durch den Film machen konnte.

Von Mitgliedern der Krankenhausleitung wurde ein Bericht über den Wirtschaftsbereich, d. h. über die Großküche, den technischen Dienst, die Arbeitsplätze von Sekretärinnen usw. vermißt.

Hat der Videofilm über das PLK Bad Schussenried
den Patienten geschadet?

Ein junger Patient, der zum wiederholten Male wegen einer chronisch verlaufenden schizophrenen Psychose mit starken Beeinflussungserlebnissen durch Radio und Fernsehen behandelt werden mußte, klagte nach verschiedenen Videoterminen auf Station über nächtliche Beeinträchtigungen. Er hatte den Autor im Verdacht, daß er ihm nachts irgend etwas in die Augen träufle.

Ein anderer, im Rahmen einer zyklothymen Erkrankung, reagierte während einer manischen Phase sehr gereizt und vorwurfsvoll. Er meinte, daß der Arzt wohl wieder zum Filmen gehe, anstatt sich um seine Patienten zu kümmern!

Viele Patienten machten jedoch bei den Filmaufnahmen gerne mit. Eine Patientin fand sich im Fernsehen attraktiver als im „wirklichen Leben".

Zwei der im Film gezeigten Patienten sind inzwischen verstorben. Ein Patient, der sich freiwillig für die Fixationsszene zur Verfügung gestellt hatte – er war wegen mehrmaliger autoaggressiver Akte tatsächlich immer wieder fixiert worden – starb, wahrscheinlich an einer Fettembolie, nach einer Fersenbeintrümmerfraktur. Er hatte durch den Versuch, sich von einer 6 m hohen Eisenbahnbrücke zu stürzen, eine Verlegung in ein anderes Krankenhaus erzwingen wollen. Der andere Patient verstarb im Anschluß an eine Femurfraktur im Alter von über 80 Jahren. Bis dahin war er noch regelmäßig in die Arbeitstherapie gegangen.

Am „Tag der offenen Tür" war der kleine Vorführraum mit etwa 30 Plätzen immer wieder voll „ausverkauft", so daß viele Interessenten abgewiesen werden mußten. Der Videofilm wurde fast „nonstop" vorgeführt. Nach dem Ende der Vorstellungen sollte eine gemeinsame Diskussion zwischen Besuchern und Mitarbeitern des Krankenhauses eine Möglichkeit zum gegenseitigen Austausch geben. Wegen der fortgeschrittenen Zeit und der für alle deutlich spürbaren Ermüdung wurde der Vorschlag, jetzt nicht zu diskutieren, dankbar aufgenommen, von einigen aber auch kritisiert. Deshalb ist eine Einschätzung der Aufnahme des PR-Films bei der Bevölkerung nur schwer möglich.

Einzelne Stimmen können nur die Weitgestreutheit der Einschätzungen vermitteln. Einige waren durch die Musikuntermalung in der Perzeption gestört, andere fanden gerade die Musik sehr bedeutsam. Bei der Fixationsszene wurde die Hintergrundmusik von Ludwig van Beethoven symbolisch für den triumphalen Sieg der Psychiatrie über den Patienten gedeutet. Manche meinten: „nichts Neues". Von anderen hörte man, daß sie vom Film sehr beeindruckt waren. Wohl die meisten haben ihn mit neugierigem Interesse gesehen, sollte der Film doch auch versuchen, unabhängig von den Vorstellungen des Krankenhauses durch die unermüdlichen Anstrengungen der Mitarbeiter am „Tag der offenen Tür", einen Eindruck davon zu vermitteln, wie es hinter der Tür zugeht.

Schlußfolgerung

Mit viel Eifer, Freude und auch einigem Ärger ist das Erstlingswerk aus der Taufe gehoben worden. Zur technischen wie zur dramaturgischen Abrundung des Videofilms über das Psychiatrische Landeskrankenhaus Bad Schussenried gibt es da und dort noch viel zu tun. An der Apparatausstattung des Krankenhauses hat sich bis heute wenig geändert. Noch immer steht die Kamera nur an begrenzten Zeiten zur Verfügung. Aufnahmebefunde von Patienten existieren nur in wenigen Fällen.

Dennoch unterstützt die ärztliche Leitung des Hauses die Videoarbeit nach Kräften. Eine Programmschrift über Videoeinsätze auch im therapeutischen Bereich, z. B. auch mit von Patienten selbst produzierten Videostreifen, wurde schon vor einiger Zeit zusammengestellt.

Wir hoffen, daß es in der Zukunft Möglichkeiten geben wird, die große Bandbreite des Mediums Video besonders auch im Sinne der Patienten zu nutzen. Ihnen sei nochmals für Ihre Bereitschaft zur Mitarbeit gedankt!

„Camera obscura" (Versuch einer Videodokumentation über das Bezirkskrankenhaus Regensburg)

H.-J. FEIX-PIELOT

Einleitung

„Camera obscura", die „Lochkamera" oder (wörtlich) „der schwarze, unbekannte Kasten" als Vater der Linsenkamera sollte auch etwas Licht in das Dunkel der Psychiatrie in Regensburg bringen und den „unbekannten Kasten" Karthaus, wie das Bezirkskrankenhaus genannt wird, bei der Regensburger Bürgerschaft etwas bekannter machen.

Ziel des Videoprojektes

Die Aufgabenstellung war, für den Tag der Offenen Tür im September 1986 eine ansprechende, zusätzliche Video-Besucherinformation zu schaffen, die ebenso später für Besuchergruppen verwendet werden konnte.

Zielsetzung

Wir strebten an: eine umfassende, zugleich auch ansprechende Information der Besucher über

1. das Bezirkskrankenhaus, dessen Behandlungsmöglichkeiten, die Arbeit der verschiedenen Berufsgruppen mit Therapie und Pflege, sowie
2. eine Auseinandersetzung mit den Voruteilen über das Bezirkskrankenhaus und die Psychiatrie allgemein.

Bereits bei der Zielsetzung ergab sich die inhaltliche Forderung einer informativen wie emotionalen Dimension des Videofilms. Es sollten also nicht nur Informationen über das Haus gegeben werden, sondern auch Vorurteile, Ablehnung, Ängste der Regensburger gegenüber „Karthaus" aufgegriffen werden.

Das bedeutete, den Besucher nicht in einer ausschließlich informativen Darbietung zu ersticken und dabei die vorhandenen Vorurteile zu verschweigen. Vielmehr sollten die Zuschauer bzw. Besucher sich ohne jegliches Gefühl der Blöße beim Betrachten wiedererkennen können. Schuldzuweisungen und Aussagen, wie verwerflich und schädlich Vorurteile sind, durften ihn dabei nicht hindern.

Mit geeigneten filmischen Mitteln wollten wir eine innere Bereitschaft im Betrachter schaffen, sich mit den Problemen der Psychiatrie in Regensburg auseinandersetzten, oder auch nur Verständnis dafür zu finden.

Praktische Durchführung

Es ergaben sich mehrere Probleme. Zum ersten: Leider war der Autor nicht Mitglied einer Arbeitsgruppe, die sich bei Drehbuch, Regie, Redaktion, Kamera, Ton, Kommentar und Schnitt in sinnvoller Weise abwechseln und ergänzen konnte.

Zum anderen war das Darstellen von Patienten, die zu erkennen waren, ein wichtiges Problem. Die meisten Patienten wollten nicht erkannt werden und waren auch nur unter dieser Bedingung bereit, sich aufnehmen zu lassen. Bei denjenigen Patienten, die dazu bereit gewesen wären, hätte korrekterweise eine schriftliche Einverständniserklärung erfolgen müssen. Die damit verbundene vielfältige formale Arbeit war für eine Einzelperson nicht zu bewältigen, so daß eine mündliche Einverständniserklärung als ausreichend angesehen wurde, andererseits den Patienten zugesichert wurde, daß sie nicht erkannt werden könnten. Dies bedeutete aber auch den Verzicht auf viele interessante Szenen.

Planung, Drehbuch

Wir haben ein Drehbuch für unverzichtbar gehalten. Dies hat einen bedeutenden Arbeitsaufwand gekostet, schließlich gelang es, ein präzises Drehbuch mit Angaben über genaue Szenenbeschreibungen, genaue Einstellungen, genau benötigtes Material mit begleitender Musik und dem aufzunehmenden Dialog oder Kurzkommentar zu erstellen. Etwa ein Drittel des Videofilms wurde nach diesem Drehbuch schließlich angefertigt, zwei Drittel waren überwiegend Dokumentation mit spontanen Szenen von Patienten, Stationsbetrieb und Arbeitsablauf.

Dieses Vorgehen erschien geeigneter als auch für die Dokumentation geplante Szenen neu zu inszenieren, die dann aus verschiedenen Gründen ohnehin nicht realisierbar gewesen wären. So wurde der Dokumentationscharakter des Films gewahrt. Leider war bei diesem Vorgehen die Filmlänge schlecht abzuschätzen. Die entgültige Filmlänge betrug 55 Min gegenüber den geplanten 35 Min.

Eine solche Filmlänge erfordert eine gute und übersichtliche Gliederung und ein großes didaktisches Geschick sowie zahlreiche unterhaltende Elemente, damit der Film den Zuschauer nicht langweilt. Technisch konnte das Problem des Zuschnittes von Musik und Kommentar derart bewältigt werden, daß auf weitere Videokassetten mit dem Kameramikrofon Musik und Kommentar aufgenommen wurden und so am Ende exakt auf die zweite Tonspur zugespielt werden konnten.

Ausblick

Es ist sicherlich sinnvoll und erstrebenswert, einen solchen Videofilm über psychiatrische Einrichtungen zu erstellen und dies im Rahmen der Öffentlichkeitsarbeit einzusetzen. Allerdings ist eine Förderung von seiten der Klinikleitung unverzichtbar. Dies bedeutet, daß genügend fachkundiges Personal und geeignete Geräte zur Verfügung gestellt werden können. Dies autodidaktisch und alleine bewältigen zu wollen, kann nicht als Vorbild empfohlen werden und grenzt an eine unzumutbare Belastung. Der Autor hat den eigenen Zeitaufwand bei der Produktion dieses Films einmal zusammengestellt: Endgültige Länge des Films: 45 Min.; erstelltes Bildmaterial: 5 Std.; erstelltes Tonmaterial: 1 Std.; etwa 300 Bild- und Tonschnitte; Herstellungszeit: 2 Mon. (3½ Std. pro Tag). Es ergibt sich ein Gesamtaufwand von ca. 212 Std. (etwa 5½ Wochen reine Dienstzeit!)

Erfahrungsberichte

Praktischer Arbeitsalltag einer Videoassistentin in der Psychiatrischen Abteilung am Allgemeinkrankenhaus

S. Büker

In der Psychiatrischen Klinik der Evangelischen und Johanniter Krankenanstalten Duisburg-Nord/Oberhausen gGmbH ist der Bereich Videotherapie seit 1984 der Abteilung für Klinische Psychologie zugeordnet. Seitdem wird das Video einerseits in der psychiatrischen Lehre, andererseits im Therapiebereich sowie zu Dokumentationszwecken in immer größerem Maße eingesetzt.

Vielseitig eingesetzt wird das Medium Video in der psychiatrischen Lehre. Eine typische Anwendung ist die Aufzeichnung von Gesprächen zwischen Therapeut und Patient. Seltene und charakteristische psychische Störungen, aber auch die entsprechenden therapeutischen Strategien werden mit Hilfe des Videos festgehalten. Aufzeichnungen dieser Art werden dann sowohl bei den klinikinternen Fortbildungen vorgeführt als auch bei den Lehrveranstaltungen, die unser Krankenhaus als Lehrkrankenhaus der Universität Düsseldorf durchführt.

Beispiel 1: Die Aufgaben einer Videoassistentin gehen über die bloße Aufnahme und Wiedergabe von Videoaufzeichnungen hinaus.

Beispiel 2: Planung und Gestaltung der Videoaufnahme: Kameraeinstellung, Perspektive, Kamerabewegung, falls sinnvoll! Darüber hinaus besteht ein weiterer Aufgabenbereich, Mitarbeiter, die anhand eines Videofilms ihre Arbeit darstellen und dokumentieren möchten, beratend zu unterstützen.

Die Videoassistentin klärt grundsätzliche Fragen, wie z. B.:

- thematische Eingrenzung,
- was sind die zentralen Aussagen, welche Schwerpunkte (obligate und fakultative Lernziele),
- wie ist die Zielgruppe definiert (allgemein/speziell),
- werden rechtliche Aspekte berührt?

Die Beantwortung dieser Fragen hat erste Auswirkungen auf Themenauswahl, Darstellungsweise und Länge des Films. Bei der Planung und Abfassung des Drehbuches ist die Videoassistentin beteiligt, d. h. bei der Erstellung des Grundkonzeptes, der Gestaltungsarbeit und natürlich bei den Dreharbeiten. Voraussetzung dafür, daß die hier skizzierten Aufgabenbereiche von der Videoassistentin voll ausgeführt werden können, ist zunächst, die gesamte technische Videoausrüstung zu überprüfen.

Auch für einen weiteren Aufgabenbereich, nämlich der Einsatz in der Therapie, gilt natürlich, daß die bereits genannten Tätigkeiten miteinfließen. Hinzu kommt hier, daß die Videoassistentin integrierter Bestandteil des Therapeutenteams ist und somit die Rolle des Co-Therapeuten übernimmt.

Dies gilt einmal für den Therapiebereich, welcher die übenden Verfahren umfaßt. Hier werden mit der gesamten Abteilung für Klinische Psychologie Trainingsprogramme für Gedächtnisleistungen mit audiovisuellen Mitteln erstellt. Die Trainingsprogramme entstehen im Studio der Abteilung. Die Videoassistentin schneidet hierzu Bild- und Tonmaterial unter Anleitung der Psychologen zusammen. Die Programme ermöglichen den flexiblen Einsatz im Gruppen- und Einzeltraining mit entsprechenden Patientengruppen. Die Durchführung der videounterstützenden Trainingsprogramme (eigene Produktion) werden in anleitender und betreuender Form durch die Videoassistentin vorgenommen. Währenddessen wird die Akzeptanz bei Therapeuten und Patienten überprüft. Auch die Vorbereitung der Therapieprogramme wird von diesem Team gemeinsam geplant.

Die umfangreichen Therapieprogramme beinhalten neben diesem aufgeführten videounterstützenden Training auch das Erstellen von Rollenspielen und das Schreiben von Drehbüchern, die dann außerhalb der Spezialgruppen von den Patienten weiter bearbeitet werden. Hier stehen die Videoanlagen den Patienten zur

Verfügung. Von der Videoassistentin werden die Patienten mit den technischen Geräten und ihrer Bedienung vertraut gemacht und werden somit in die Lage versetzt, ihr Drehbuch zu verfilmen, zusammenzuschneiden und zu dokumentieren. Daher hat die Videoassistentin hier überwiegend eine beratende Funktion. Wichtiges Ziel ist die Anregung und Förderung der Kreativität der Patienten. In der regelmäßigen Teilnahme spiegelt sich das Interesse und das starke Engagement der Patienten wieder.

Neben den übenden Verfahren besteht eine weitere Einsatzmöglichkeit des Videos bei anderen Gruppentherapieverfahren:

- als Therapiekontrolle und Feedback für den Therapeuten
- und als Selbstkontrolle für den Patienten.

Auch hier ist das Video integrierter Bestandteil der Therapie geworden, der von den Patienten angenommen und akzeptiert wird und als wertvolle Ergänzung und Erweiterung der therapeutischen Möglichkeiten angesehen.

Unsere Abteilung hat sich zur Aufgabe gemacht, alle Arbeiten, die eben angesprochen wurden, zu protokollieren und zu dokumentieren. Da dieses Dokumentationssystem jederzeit einen schnellen Zugriff bei speziellen Wünschen erlaubt, werden die wichtigsten Aufzeichnungen und Produktionen katalogisiert und archiviert, auch solche von Gemeinschaftsveranstaltungen, die in letzter Zeit regelmäßig gefilmt werden.

Die Aufnahmen werden in einer Kartei erfaßt. Für die Aufnahme wird eine Karteikarte angelegt (Tabelle 1). Auf einer solchen Karte werden alle wichtigen Daten festgehalten, z. B.:

- Name des Patienten
- Geburtsdatum
- Diagnose
- Datum und Dauer der Aufzeichnung
- Verwendungszweck
- Einverständnis für den Geltungsbereich:
  - Mitarbeiter
  - andere Nervenärzte

Eine kurze Inhaltsangabe gehört ebenfalls dazu.

178

Tabelle 1. Karteikarte

Name: ....
Vorname: ....
Geb. ....
Anschrift ....
 	
(bei Gruppen siehe Angaben Rückseite)
	Archivnummer: ....
	Einverständniserklärung: ....
	Geltungsbereich:
	  ○ Mitarbeiter der Psychiatr. Klinik
	  ○ Andere Nervenärzte
	  ○ Ärzte aus anderen Fachbereichen
	  ○ Pflegepersonal aus anderen Abtlg.
	  ○ Andere mit der Betreuung seelisch Kranker befaßten Personen
	  ○ Andere Personen, ggfs. welche? ....
	Unterschrift des Arztes/Psychologen ....
	  ○

Aufzeichnung von: .... Dauer: .... ○ Einzel ○ Paar ○ Familie ○ Gruppe	
Frühere Aufzeichnungen (Archiv-Nrm.):	

Verwendung: ○ Therapie
  ○ Dokumentation
  ○ Supervision
  ○ Unterricht
  ○ Sonstiges ....
	Kopie/Schnitt angefertigt am: ....
	
	durch ....
	Archivnummer der Kopie ....

Ausgeliehen: 1. an: .... am: .... 2. an: .... am:	zurück am: .... zurück am: ....
Gelöscht am: .... Grund: ○ Technische Mängel ○ Verlangen d. Pat. ○ Sonstiges	

(Bei Gruppen) Mitglieder der Gruppen: ....
....

Videoaufzeichnungen von Patienten werden unter äußerster Beachtung des Datenschutzes und der ärztlichen Schweigepflicht dokumentiert. Hier hält sich die Abteilung an die vom IAAPP entwickelten Einverständniserklärungen für Videoaufzeichnungen und Wiedergabe.

Arbeiten mit dem Video in einer Gruppe älterer Patienten

C. BONK

Über einen Aspekt unserer Arbeit mit älteren Patienten, der versucht, audiovisuelle Mittel nutzbar zu machen, soll im folgenden berichtet werden.

Den Rahmen hierfür bildet eine eher stützend, aktivierend, übend ausgerichtete tägliche Gruppe für ältere psychiatrische Patienten. In diagnostischer Hinsicht steht bei der Hälfte der Patienten Depressivität im Vordergrund, wobei ein leichtes organisches Psychosyndrom hinzukommt. Bei einem Viertel der Patienten überwiegt ein organisches Psychosyndrom, das allerdings in der Regel von depressiven Verstimmungen begleitet ist. Das verbleibende Viertel wird von schizophrenen oder schizoaffektiv diagnostizierten Patienten gebildet.

Die Gruppe findet täglich für 45 Min. statt. Das Durchschnittsalter beträgt 70 Jahre, wobei zwei Drittel der Patienten zwischen 62 und 79 Jahre alt sind. Sie nehmen in der Regel (Medianwert) während des stationären Aufenthaltes 25mal in der Gruppe teil, was meist ca. 6 Wochen Gruppenzugehörigkeit entspricht. Die durchschnittliche Gruppengröße liegt zwischen 8 und 9 Teilnehmern. Frauen überwiegen mit einem Anteil von 87% bei weitem.

Dieser Skizzierung der Ausgangssituation in der Gruppe entsprechen u. a. folgende Charakteristika der Patienten: Nachlassen von Interesse und Initiative, Abstumpfung, Erschöpfbarkeit, Merkfähigkeits- und Gedächtnisstörungen, Affektlabilität, Ängstlichkeit, dysphorisch-gereizte Stimmung, Ablehnung, Selbstbezogenheit, fatalistisch-resignierende Haltung, Erlebnisleere. Diese gerade in ihrer Zusammenballung negativ und bedrückend wirkenden Charakterisierungen entnehme ich dem Buch „Psychiatrie des Alterns" von Oesterreich (1981), also dem Buch eines Autors, der sich gerade entschieden für die umfassende therapeutische Aktivität ausspricht. Diese Charakterisierungen beschreiben Eigenschaften, wie sie den meisten Gruppenteilnehmern in unterschiedlichem Ausmaß gemeinsam sind und die deshalb auch die Bedingungen für die therapeutische Arbeit in der Gruppe bilden. Sie skizzieren spezielle Erfordernisse der therapeutischen Arbeit, die insbesondere dann Berücksichtigung finden müssen, wenn mehr als freundlich-behütende Unterhaltung und Ablenkung angestrebt wird.

Zwei Pole lassen sich ausmachen, wenn wir unser Ziel betrachten. Reisberg (1986) beschreibt Hoffnungen von Angehörigen von Patienten mit Alzheimerscher Erkrankung dahingehend, „...daß sich der Krankheitsprozeß anhalten oder wenigstens behandeln ließe, wenn sie (die Patienten) nur an mehr Dingen interessiert wären" oder „wenn sie nur ihren Geist mehr trainieren würden". Und weiter: „Diese Vorstellungen basieren auf mehreren Irrtümern" (Reisberg 1986, S. 194). Und – so könnte man fortfahren – sie werfen ein Licht auf Aspekte der Bewältigung solcher oder auch ähnlich bedrückender pathologischer Altersverläufe durch Angehörige oder aber auch uns Therapeuten.

Muß man sich einerseits hüten, aus Gründen der eigenen Abwehr Ziele aufzustellen, die Ängstlichkeit, Ärger und Rückzug nur noch verstärken, weil sie die Patienten überfordern und sie als kranke Alte nicht respektieren; andererseits gilt es jedoch, therapeutisch aktiv zu sein, und zwar mit Einschränkungen selbst dann – wie Oesterreich in bezug auf Kontakt und Anregung bei dementen Patienten schreibt – „...wenn man den Eindruck hat, daß sie (die Patienten) anscheinend keinen Gebrauch davon machen" (Oesterreich 1981, S. 126). Mit anderen Worten: Es besteht die Gefahr, daß Resignation, Fatalismus, Rückzug und Isoliertheit der Patienten als Haltung im Umgang mit ihnen übernommen werden.

Regressive Tendenzen, depressive Hemmung und depressivverzerrtes Selbstbild bzw. Altersstereotyp, Selbstunsicherheit, bestehende Inaktivität und die vorhandene Lernfähigkeit bilden u. a. den Hintergrund, auf dem es plausibel erscheint, daß Patienten von im weitesten Sinne korrigierenden Erfahrungen einer solchen Gruppe profitieren können. Geht man weiterhin davon aus, daß die psychiatrische Erkrankung die Bewältigung der ohnehin nicht leichten Aufgabe „alt-werden" erschwert, so sind hierbei, wenn auch eher geringe unterstützende Möglichkeiten der Gruppe zu sehen. Für einige Patienten ist die Gruppe im übrigen ein Teil der Maßnahmen der Klinik, den bekannten negativen Folgen längerer Hospitalisierung vorzubeugen.

In der Literatur werden z.B. von Reisberg (1986) kognitives Training, Training von Einprägen und Erinnern als effektiv berichtet. Oesterreich (1981) betont immer wieder die Notwendigkeit psychotherapeutischer, psychosozialer und trainierender Behandlungsformen. Lehr (1984) weist auf empirische Belege für einen Zusammenhang von geistiger Aktivität, z.B. im Beruf, und geistiger Leistungsfähigkeit im Alter als Entgegnung auf das Defizitmodell eines primär altersbedingten Abbaus der Intelligenz hin. Sie berichtet auch über eine Untersuchung, die den gegen den Abfall der geistigen Leistungsfähigkeit wirkenden Effekt einer stimulierenden, Eigenaktivität anregenden Umgebung bei Altersheimbewohnern nachweist.

Das Sprichwort „Wer rastet, der rostet" erhält insofern eine gewisse Bestätigung.

Für trainierende Aktivität sind lernpsychologisch folgende Momente zu beachten (vgl. Lehr 1984, S. 92 f): Älteren fällt es schwer, das Aufgenommene in sinnhafte, übersichtliche Einheiten zu integrieren. Sie haben eine Codierungsschwäche, sie lernen langsamer, benötigen mehr Pausen und übersichtlicher gegliedertes Material, die Motivation spielt eine sehr große Rolle. Die Lernfähigkeit nimmt aber nicht generell primär altersbedingt ab. Es bewahrheitet sich ein anderes Sprichwort: „Und wirst Du so alt wie eine Kuh, Du lernst immer noch dazu".

Die von uns durchgeführte Gruppe hat einen trainierenden Charakter im kognitiven und kommunikativen Bereich, auch dem der Anpassungsfähigkeit. Sie bietet einen Rahmen für Kontakte, in dem angeregt wird, zum Austausch der Patienten untereinander, über ihr Erleben in der Klinik, ihre soziale Situation inkl. der Hilfsmöglichkeiten außerhalb der Klinik, aber auch ihr Erleben der Erkrankung bzw. der Besserung von Beschwerden im Verlauf des stationären Aufenthaltes zu berichten. Sie bietet somit die Möglichkeit der Selbstbewertung im sozialen Vergleich und stellt für die meisten Patienten auch einen emotional bedeutsamen Bezugspunkt innerhalb der Klinik dar. Sie bedeutet für die Patienten zunächst meist eine gewisse Belastung, da sie Passivität, Rückzugs- und regressiven Tendenzen entgegenwirkt. Entscheidend scheint das Zustandekommen einer zugewandten, bestätigenden und entängstigenden, aber auch respektvollen Gruppenatmosphäre, wobei therapeutischerseits viel gegeben werden muß gemäß den regressiv-depressiven Anteilen sowie den Defiziten der Patienten.

Beim Einsatz des Videos versuchten wir, zunächst einmal die Perspektive der Patienten einzunehmen und stellten uns folgende Frage: „Was sollte mich als geistig mehr oder minder mäßig beeinträchtigten ängstlich-depressiven Siebzigjährigen dazu bewegen, mich vor eine Videokamera zu begeben und mir das dann evtl. auch noch anzusehen?" Neugier, Stolz, auch das einmal gemacht zu haben, mitreden zu können, ein Produkt – die Aufnahme – zustande zu bringen, aber auch Interesse, sich selbst zu sehen, erschienen uns als plausible Motivationen für das Video auch bei Patienten unserer Gruppe. Das Risiko, daß Videobenutzung über die Köpfe eines mehr oder minder großen Teils der Gruppe hinweggeht, wird als begrenzt angesehen und ist durchaus einzugehen. Hierbei fühlen wir uns unterstützt, wenn Oesterreich (1981, S. 250) empfiehlt, den Alten etwas abzuverlangen, eher Überaktivität zu zeigen als therapeutische Immobilität.

Wie die bereits beschriebenen Charakterisierungen der Patientengruppe nahelegen, sind geringes Interesse, geringe Motivation, Ängstlichkeit Neuem gegenüber, aber auch irrationale Ängste vor Veröffentlichung z. B. im ARD-Fernsehprogramm Hindernisse bei der Arbeit mit audiovisuellen Mitteln in dieser Gruppe. Hinzu kommt, insbesondere für diese Patientengruppe, auch das narzißtische Risiko der Selbstkonfrontation beim Anschauen der eigenen Person „im Fernsehen". Unsere Anregung an die Gruppe, eine Aufzeichnung zu machen, stieß dementsprechend wiederholt auf Ablehnung. Noch stärker als in anderen Gruppen gab hierfür die entschiedene, kritisch-aggressive oder resignativ-abwehrende Äußerung eines Einzelnen den Ausschlag für eine in Ablehnung umschlagende Gruppenatmosphäre. Auch kam es vor, daß Einzelne ihre Einwilligung nicht gaben, einmal auch, daß sie später nach Anschauen der Aufnahme wieder zurückgezogen wurde.

Die Zusammensetzung und Situation der Gruppe spielte also nach unserer Erfahrung eine entscheidende Rolle: längere Gruppenzugehörigkeit, größere Gruppenkohärenz, etwas weniger regressiv-depressive Gruppenatmosphäre wirken sich hier günstig aus.

Die Arbeit mit Video stellt eine sinnvolle Anforderung an die Anpassungsfähigkeit der Patienten dar, erhält dabei aber spielerischen Charakter. Sie kann insbesondere als Projekt Interesse beleben und einzelne Kompetenzen, z.B. Entscheidungsfähigkeit, Phantasie, Planung trainieren. Sie bietet Material für ein Gespräch über das Selbstbild als älterer Mensch. Sie stärkt die Gruppe und teilweise auch das Selbstvertrauen einzelner Patienten, sie ist etwas Besonderes und als solches allein schon anregend und Gesprächsstoff.

Bisher haben wir Video dazu benutzt, einzelne Aktivitäten der Gruppe zu planen, aufzuzeichnen, anzusehen und schließlich vorherrschende Empfindungen und Konflikte der Patienten im Gespräch aufzugreifen und zu bearbeiten. Beispielsweise ein kleines Rollenspiel zum Thema: „Ein Abend in der Familie von früher". Nach vier Tagen Vorbesprechung, Erarbeitung von Text, Rollenverteilung und Durchprobieren wurden dann die Aufnahmen gemacht, wobei die Patienten ihre Erinnerungen z.T. mit Wehmut austauschten.

Positive Auswirkungen konnten zum einen in vermehrtem Interesse, auch Spaß an der Arbeit und einer erhöhten Anspannung, teilweise auch Aufgeregtheit mit einer Zunahme an gerichteter Anstrengung und Konzentration gesehen werden. Auch wenn das Resultat, das Video, weit entfernt ist vom vielleicht heimlichen Vorbild einer Volksbühne im öffentlichen Fernsehen, so war doch Zufriedenheit mit dem Ergebnis in der Gruppe weit überwiegend.

Weiterhin stellten wir ein kurzes Info-Video über die Arbeit in dieser Gruppe für ältere psychiatrische Patienten her. Denkbar erscheint es uns auch, das Video im Sinne einer Modellvorgabe für Copingverhalten zu nutzen.

Wird die Arbeit mit dem Video zum geeigneten Zeitpunkt an die Gruppe herangetragen, so ist sie nach unserer Erfahrung eine sinnvolle und effektive Anforderung, die Kompetenzen älterer psychiatrischer Patienten in unserer Gruppe in einer für sie in aller Regel befriedigenden Art und Weise zu aktivieren und trainieren.

Literatur

Lehr U (1984) Psychologie des Alterns. 5. Aufl., Quelle und Meyer, Heidelberg
Oesterreich K (1981) Psychiatrie des Alterns. 2. Aufl., Quelle und Meyer, Heidelberg
Reisberg B (1986) Hirnleistungsstörungen: Alzheimer Krankheit und Demenz. Beltz, Weinheim

Sachverzeichnis

B. Kügelen, A. Hillemacher (Hrsg.)

Die lumbale Bandscheibenerkrankung in der ärztlichen Sprechstunde

Mit Beiträgen zahlreicher Fachwissenschaftler

1985. 44 Abb. 54 Tab. XI, 188 S. (Kliniktaschenbücher)
DM 19,80
ISBN 3-540-15413-2

Alle wichtigen Aspekte dieses häufigen Krankheitsbildes werden in diesem Buch interdisziplinär von 16 Autoren umfassend und übersichtlich dargestellt. Die Geschichte der Krankheit mit ihren Wandlungen der pathophysiologischen Konzepte, die pathologische Anatomie, Klinik- und Differentialdiagnose, moderne neurophysiologische und neuroradiologische Untersuchungen mit spinalem CT und NMR werden ebenso abgehandelt wie die medikamentöse Behandlung, pharmakologisch-toxikologische Aspekte, die Krankengymnastik und die manuelle Therapie sowie die operative Therapie mit ihren Indikationen und Problemfällen. Besondere Kapitel sind dem engen lumbalen Spinalkanal, der Chemonukleolyse, psychiatrisch-psycholgischen Aspekten sowie beruflich-sozialen Problemen mit Fragen der Begutachtung gewidmet.

Springer-Verlag Berlin Heidelberg New York
London Paris Tokyo Hong Kong

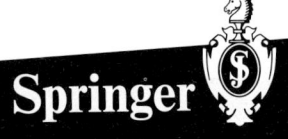

Springer

B. Kügelen, A. Hillemacher (Hrsg.)

Der zerebrale Gefäßprozeß in der ärztlichen Sprechstunde

1987. 42 teilweise farbige Abb. 3 Schemata, 19 Tab. X, 174 S.
(Kliniktaschenbücher) DM 22,80
ISBN 3-540-17347-1

Patienten mit zerebralem Gefäßprozeß sind überaus häufig.
Das vorliegende Taschenbuch will kein Lehrbuch ersetzen.
14 kompetente Autoren verschiedener Fachrichtungen
bemühen sich, den neuesten Wissensstand didaktisch ge-
schickt und praxisnah darzustellen.

Besonders hervorgehoben ist die Anatomie dieses Krankheitsbildes; weitere Schwerpunkte sind die Psychopathologie,
die Differentialdiagnose gefäßbedingter Kopfschmerzen, die
apparative Diagnostik und die operative medikamentöse und
krankengymnastische Therapie. Einzelne Krankheitsbilder
werden besonders dargestellt: die umschriebene Mangelver-
sorgung im Bereich der Arteria carotis, die vertebrobasiläre
Insuffizienz, die chronische diffuse zerebrale Mangelversor-
gung, die Subarachnoidalblutung und die spontanen intraze-
rebralen Hämatome.

Das Buch informiert aktuell und übersichtlich über zahlreiche
Probleme des zerebralen Gefäßprozesses und ist ein sehr
empfehlenswerter Ratgeber.

Springer-Verlag Berlin Heidelberg New York
London Paris Tokyo Hong Kong

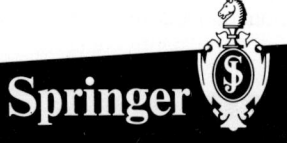

Springer